QUESTIONS

D'ART DENTAIRE

PARIS. — IMPRIMERIE DE DUBUISSON ET C°, 5, RUE COQ-HÉRON.

QUESTIONS

D'ART DENTAIRE

GUIDE PRATIQUE A L'USAGE DES GENS DU MONDE

PAR

DORIGNY

Médecin-dentis te

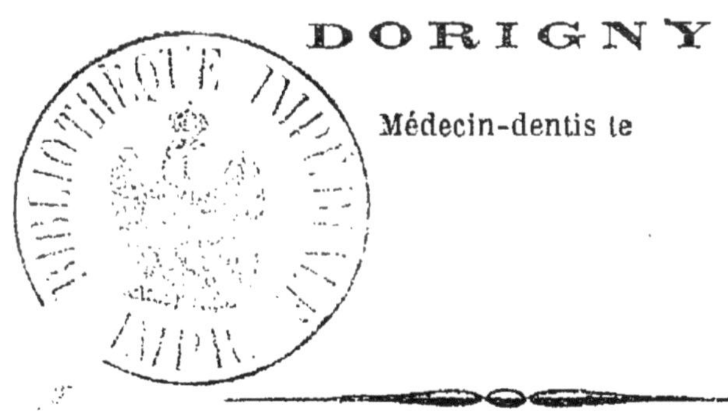

PARIS

DENTU, LIBRAIRE-ÉDITEUR

GALERIE D'ORLÉANS, 17 ET 19, PALAIS-ROYAL

1864

AVANT-PROPOS (1).

Dents osanores, dents inaltérables, dents cristallisées, dents cristallines, dents minéro-adamantines, dents inoxydables, dents confortables (*sic*), dents monoplastiques, dents émo-plastiques, dents végétales, dents incorruptibles, dents osanacrises, dents masticaires, dents d'hippopotame, dents ostéodontes, dents palmitoïdes, dents diamantées, dents inusables, dents nacrées, dents vulcanoplastiques, etc., etc.

Quelle fécondité! quelle avalanche!

Autant de dentistes, autant de systèmes, ou, plutôt, disons-le tout de suite, chacun prône, sous un autre nom, la méthode de son voisin.

(1) Nous donnons comme Avant-Propos un article élégant et spirituel, publié par le Dr L. MULLER, dans le journal *la France Médicale.*

(Note de l'Editeur).

Voilà comment la dent animale et la dent minérale, les seules qui existent, sont affublées de tant d'épithètes plus ou moins bizarres.

Comment le client, indécis et tiraillé en tous sens, choisira-t-il un praticien et se prononcera-t-il en faveur de tel ou tel système ?

Dans cette spécialité, tout est mystère, c'est pourquoi elle a pu être exploitée jusqu'ici par des gens qui n'en ont fait aucune étude préliminaire.

Un dentiste bien connu, M. Dorigny, a essayé de porter la lumière dans ces ténèbres ; il a combattu le charlatanisme avec ses propres armes, affiches pour affiches, annonces pour annonces. Il a dit ce que valaient les produits des exploiteurs qui rançonnaient sans vergogne de malheureux clients, auxquels ils ne craignaient point de faire payer au poids du diamant un morceau d'ivoire (*osanore !*) sans valeur, jauni et décomposé au bout de six mois !

Le public lui a-t-il su gré d'avoir chevaleresquement combattu en faveur de l'honnêteté et de la loyauté dans le commerce des mâchoires ?

Nous n'en sommes pas certain.

Les industriels démasqués par M. Dorigny lui ont gardé rancune. C'est tout ce qu'il a gagné à se faire l'avocat d'office des *édentés*. Empêchés de croquer leurs victimes, les dentistes tournent leurs dents contre lui, et peut-être le public applaudit, semblable à la femme de Sganarelle, qui voulait être battue.

Nous voyons cela chaque jour en médecine : sauvegardez vis-à-vis des jongleurs la bourse et la santé des imbéciles, et ces mêmes imbéciles vous jettent la pierre.

J.-B. Rousseau avait raison de s'écrier : « Ce monde-ci n'est qu'une œuvre comique. »

Du reste, le charlatanisme n'est point une invention moderne. Ceux qui le cultivent ont toujours été fort nombreux. Pétrone nous apprend même que de son temps « tout le monde était charlatan, *universus mundus exercet histrioniam.* »

N'en est-il pas toujours ainsi ?

Dans la littérature, dans la science, dans les arts, dans la politique, partout, dans toutes les sphères, s'étale, se complaît le charlatanisme. A tous les degrés de l'échelle, chacun élève ses tréteaux à sa manière et embouche sa trompette comme il peut ;

et c'est pourquoi nous conseillerions volontiers aux dentistes, dépassés de tous côtés dans l'art de la réclame, de n'afficher pour se distinguer que la simplicité et la modestie.....

L'auteur des *Causeries* n'a point suivi ce conseil. Esprit cultivé, observateur patient et studieux, M. Dorigny, s'il n'avait point eu recours à la publicité, aurait certainement acquis vis-à-vis du public et du corps médical une autorité plus considérable.

En se frottant au charlatanisme, le charlatanisme a déteint sur lui : il en est resté entaché.

Il est vrai qu'il avait dix-neuf ans à peine quand il débuta dans ce genre qu'il a opiniâtrement suivi (1).

Cette publicité lui a cependant servi à quelque chose : elle a amené chez lui un grand nombre de personnes qu'il opérait à bas prix, et c'est ainsi

---

(1) Dès l'âge de dix-huit ans, notre auteur était dentiste, place du Palais-Royal, 225. Il obtenait, à dix-neuf ans (en 1847) son diplôme de médecin. M. Dorigny est resté, sur les registres de l'Ecole de médecine de Paris, le seul exemple d'un médecin reçu avant d'avoir atteint vingt et un ans. La place du Palais-Royal ayant été démolie en 1854, il transféra alors son cabinet au passage Véro-Dodat.

(Note de l'Editeur.)

qu'il put rapidement acquérir une expérience con-
sommée.

« *Fit fabricando faber*, c'est en forgeant que l'on
devient forgeron. » Nos grands chirurgiens, les
Velpeau, les Nélaton, doivent en grande partie leur
habileté, leur réputation d'opérateurs à la nécessité de se trouver chaque jour dans les cliniques
des hôpitaux, en contact avec de nombreux malades, aux prises avec toutes les difficultés.

L'auteur des *Causeries* nous apprend ingénieuse-
ment comment il trouve le temps d'écrire.

« D'Aguesseau, dit-il, se mettait à table à heure
fixe ; parfois obligé d'attendre sa femme, il prenait
patience en jetant ses pensées sur le papier, et, au
bout de quelques années, il avait ainsi composé un
travail considérable (*les Méditations métaphysiques*).
Ce moyen d'utiliser un loisir forcé est, du reste, à
la portée de tout le monde....»

N'est-il point vrai, en effet, qu'en consacrant
quelques minutes chaque jour à écrire une note,
une observation, on parvient sans peine à réunir
des matériaux considérables ?

Avec un peu de patience, un peu d'esprit d'observation et quelque goût pour sa profession, on acquiert rapidement, grâce à cette méthode, une force
réelle ; je ne sache pas de meilleur moyen, pour
un *praticien,* de réaliser un travail sérieux.

Des progrès importants ont été accomplis depuis quelques années dans la spécialité du dentiste, mais les progrès ne sont indiqués, constatés dans aucun traité; les éléments de l'art dentaire sont encore épars; ils ont besoin d'être fixés au double point de vue théorique et pratique. Nous engageons M. Dorigny à publier le résultat de ses études, de ses observations quotidiennes, il rendra ainsi un service considérable à ses confrères et par là même au public.

Dr L. MULLER.

QUESTIONS

D'ART DENTAIRE

CHAPITRE PREMIER (1)

ÉPIGRAMMES ET PRÉJUGÉS.

Les plaisanteries dirigées contre les dents artificielles dorment dans l'arsenal des épigrammes usées ; ces dents seront toujours employées par les hommes, parce qu'il y va de leur santé et de leur beauté ; par les femmes, parce qu'il y va de leur beauté et de leur santé.

Qui, d'ailleurs, aurait le courage de railler cette jeune

---

(1) Ce chapitre est, en grande partie, emprunté à nos *causeries*, ainsi que les chapitres XXXI et XXXII.

femme à qui un accident enlève une des perles qui or-
nent sa bouche, et qui s'empresse de faire combler cette
brèche malencontreuse?

Voudriez-vous que cette bouche fraîche et rieuse se
déshabituât du sourire qui lui allait si bien? Pourriez-
vous reprocher l'artifice d'une dent factice à cette jeune
fille qui comprend que la beauté est le premier trésor
des femmes, et qui devine que les femmes ne sont
aimées que parce qu'elles sont belles? *Contemnunt (ho-
mines) spinam quum cecidere rosæ.*

Qui donc voudrait aiguiser l'épigramme à propos de
cette jeune mère qui vient redemander à l'art les dents
que la maternité lui a coûtées, et qui ne les redemande
peut-être que pour mieux sourire à son enfant?

Raillerait-on un vieillard dont la santé est liée à l'emploi de ces dents? Ce serait méchanceté et niaiserie. Une
jeune femme dont un accident ou la maladie a décom-
plété la beauté? Ce serait mauvaise foi et ingratitude.

Un homme de cœur ne les raillera jamais, car il sait
qu'il serait, en pareil cas, le premier à conseiller l'adop-
tion de ces dents à son père, à sa femme ou à sa sœur.

Voyez passer dans la rue, sur une promenade, une
femme dont l'élégance, le maintien, la beauté entraînent
les sympathies; si, derrière vous, une voix laisse tomber
ces mots : *Elle a de fausses dents,* loin qu'une pensée
moqueuse vous vienne à l'esprit, vous vous retournerez
affligé vers l'indiscret, et votre regard le traitera
d'imbécile.

Il m'est arrivé de rencontrer parfois des maris qui me disaient : « Ma femme est encore jeune ; elle a sur le devant deux dents de moins, mais ça m'est bien égal. »

Je n'ai jamais voulu scruter la raison qui faisait ainsi parler un homme. S'il n'est pas sincère, un triste motif le guide ; s'il est sincère, alors, entre un idiot et lui, il y a si peu de différence, que ce n'est pas la peine d'en parler.

Vraisemblablement, ce Monsieur doit se délecter à voir des manchots, des borgnes et des chauves.

Si vous avez un ami borgne, dit le moraliste, *regardez-le du côté où il a son bon œil*, et cela peut se faire à la rigueur ; mais la femme dont la bouche est crénelée comme une tour féodale ou veuve de ses incisives, voit les regards de ses amies fatalement attirés par ce vide grotesque, par cette infirmité qui n'a jamais éveillé qu'une commisération moqueuse.

C'est bien exceptionnellement qu'une femme viendra dire aujourd'hui :

« Je préfère une laideur loyale à une beauté factice. Je suis sincère, moi. »

Dans quel coin du ciel, s'écrierait Diderot, est la planète où une femme parle ainsi ?

Sincère, soit ! mais vous êtes affreuse ! Croyez-vous que ceux qui vous entourent se réjouissent de cette sincérité ?

Croyez-vous qu'ils ne vous verraient pas avec plaisir discontinuer d'étaler à leurs yeux une série de brèches hideuses ? Ne leur serait-il pas plus sympathique de rencontrer dans votre bouche des dents artificielles qui s'harmoniseraient avec celles qui vous restent?

« Mais tout le monde connaît le désordre de ma bouche ; on raillera mes dents factices. »

Non, Madame, et, loin de vous railler, chacun vous saura gré de lui avoir épargné un spectacle pénible.

Des dents factices ! Eh ! qu'importe ! Il en est de certaines illusions dans la beauté de la femme, de certains artifices de la parure comme des fictions de théâtre. — Nous savons bien que ce sont des fictions ; elles n'en ont pas moins pour nous tout l'attrait de la vérité.

Ajouterai-je qu'il y a dans une bouche en désordre quelque chose de choquant, qui se remarque immédiatement ? l'œil découvre de suite une brèche entre deux dents ; que la bouche soit remise en son état normal, et l'œil ne s'y portera plus avec une attention obstinée.

Enfin, d'autres nous ont dit : « Nous sommes déjà trop vieilles ! des dents artificielles nous feraient taxer de coquetterie ridicule. »

Il n'est jamais ridicule de vouloir conserver sa santé ; et quand, par une vie toute de bonté, de dévouement, d'amour, de sacrifice, on s'est entouré d'affections chaudes et vivaces, c'est un devoir que de chercher à prolonger sa vie, ne fût-ce que pour nous garder à ceux qui nous aiment.

Puis — trop vieilles, avez-vous dit. — Est-ce qu'il y a des femmes vieilles ? — A quel âge donc commence la vieillesse pour la femme? La femme n'a jamais que l'âge qu'elle paraît avoir ; elle n'est jamais vieille tant qu'elle est aimable et aimée.

CHAPITRE II

EFFETS PRODUITS PAR L'ABSENCE DES DENTS.

De la présence ou de l'absence des dents dépend en partie la forme des lèvres, du menton, des joues et du nez.

On comprend parfaitement, à l'aide de quelques connaissances anatomiques, l'altération· que subissent ces diverses parties par suite du changement que la perte des dents opère dans les mâchoires.

Les mâchoires n'existent que pour et par les dents. Si vous enlevez les dents, les os maxillaires perdent la plus grande partie de leur hauteur;

Les lèvres s'effacent et semblent rentrer dans la bouche;

Les arcades dentaires étant affaissées, le son ne frappe plus la voûte palatine, qui se trouve effacée; la voix perd sa vibration; les mots ne sont plus accentués et la parole devient embarrassée, empâtée;

La capacité réelle de la bouche diminue beaucoup; la langue paraît plus longue et se porte en avant, entraînant la salive;

Le nez, qui ne repose plus aussi complétement sur la mâchoire supérieure, devient courbe vers sa pointe; il se trouve sans caractère, sans nuance, sans ondulation, et son extrémité s'abaisse vers l'ouverture de la bouche;

Les joues sont ridées et flasques ;

La mâchoire inférieure, ne s'appuyant plus sur la supérieure, est chassée en avant par la contraction de ses muscles puissants, et dès lors le menton s'allonge disgracieusement ; il paraît d'autant plus allongé que la lèvre inférieure est plus effacée.

Quant à la mastication — cette première condition de la digestion — elle est impossible.

Les aliments, mâchés à vide, sont promenés, appuyés par la langue contre le palais ; longtemps imprégnés de salive, ils peuvent enfin être avalés ; mais cela ne suffit point à l'estomac, contraint à exécuter une double besogne.

Ceux qui ont un estomac infatigable, un estomac d'autruche, peuvent résister plus longtemps ; mais presque toujours l'organisme est bien vite affaibli ; le tube digestif et sympathiquement la tête, deviennent le siége de ces maladies mortelles qui atteignent si facilement le vieillard, dont les digestions sont dépravées ou simplement laborieuses.

CHAPITRE III

COUP D'ŒIL RÉTROSPECTIF SUR LES DENTS ARTIFICIELLES.

Un auteur moderne attribue à Abulcasis, célèbre médecin arabe, qui vivait au XIIe siècle, l'invention des dents factices. Cet auteur n'avait jamais lu Martial. Diverses épigrammes de ce poëte satirique et un amendement à la loi des douze tables (amendement emprunté aux lois grecques) nous prouvent, en effet, que les dents artificielles étaient d'un usage général en Grèce et à Rome.

Les morts peuvent être ensevelis et incinérés avec l'or qui lie leurs dents, dit la loi (1).

Martial interpelle ainsi la pauvre Lælia qui en même temps que ses dents avait aussi perdu un œil :

O Lælia ! tes dents, tes cheveux, tu les as achetés et tu les portes fièrement ! pourquoi donc n'achètes-tu pas un œil (2) ?

---

(1) *Neve aurum addito, ast quum auro dentes vincti erunt, cum illo sepelire urereve, etc.*

(2) Dentibus atque comis, non te pudet, uteris emptis?
Quid facies oculo, Lælia? non emitur.

Liv. XII, ép. 23.

Æglé et Luconia achètent leurs dents, dit encore Martial, et le soir Galla ôte les siennes en même temps que sa robe (1).

Quoi qu'il en soit, l'art du dentiste est resté, pendant des milliers d'années, à l'état embryonnaire, et c'est seulement dans le courant du siècle dernier que des progrès un peu sensibles ont pu être constatés.

Nous allons montrer combien, au commencement de ce siècle, l'art dentaire était encore loin de ce qu'il est aujourd'hui.

M. Audibran écrivait, en 1808, que la matière qu'il préférait à toute autre pour les dents artificielles était la dent de bœuf.

D'autres praticiens se servaient plus volontiers soit d'ivoire, soit de dents de cerf, soit d'os de jambes de bœuf.

Vers 1805, Ricci eut l'idée de monter des dents naturelles sur une base en hippopotame.

En 1808, Massé, dentiste de Versailles, trouva l'ingénieux procédé des petits ressorts ou crochets pour maintenir la pièce artificielle aux dents restantes ; jusques-là, les dentistes n'avaient à leur disposition que les ligatures d'or ou de soie, et M. Audibran se félicitait, comme

(1) Sic dentata si videtur Ægle
     Emptis ossibus, indicoque cornu.

Thaïs habet nigros, niveos Luconia dentes.
   Quæ ratio est ? Emptos hæc habet, illa suos.

Nec dentes aliter, quam serica, nocte reponas...
In Gallam, ép. 38, liv. ix.

d'un progrès remarquable, de l'emploi du cordonnet de soie ou boyau de Florence qu'il proposait d'appeler lien odonto-technique.

Telle était la difficulté qu'on éprouvait pour faire tenir les dents artificielles que les docteurs Jordan et Maggiolo songèrent à implanter dans les os maxillaires des racines artificielles (1).

Ces racines étaient de simples tubes métalliques, le vide alvéolaire, tendant à se combler par le resserrement des parois osseuses contre le cylindre, donnait à celui-ci, après un mois ou deux, une certaine fixité et l'on adaptait alors dans ce tube une dent à pivot........

Duval reconnaissait que toutes lès dents artificielles étaient bien imparfaites et il conseillait « de se donner bien de garde de s'en servir pour manger, quelque solidité qu'eût pu leur donner la main la plus habile) (2).

La plupart des dentistes ne connaissaient encore, pour faire tenir les rateliers complets, que les ressorts en acier ou en baleine. C'est à Fauchard qu'est due l'application aux dentiers des ressorts en acier, dont un des graves inconvénients, disait-il, était d'être sujets à la rouille.

Bourdet préférait les ressorts en baleine : « pour que ces ressorts se soutiennent mieux, dit-il, et soient plus durables, on leur donne environ deux lignes de largeur ; on a soin en même temps de les garnir d'une bande-

(1) Ils écrivirent pour préconiser leur découverte et reçurent des encouragements de plusieurs académies.

(2) *Le Dentiste de la ʼeunesse*, page 189. Paris, 1817.

lette de linge fin et bien blanc, dont le bout est arrêté par un fil. *Il faut tous les soirs ôter la pièce de sa bouche, l'ouvrir et l'étendre avec soin, afin que par ce moyen la baleine reprenne son ressort, etc. (1).* »

(1) *Recherches sur l'art des Dentistes,* tome second, p. 242.

CHAPITRE IV

LA TRANSPLANTATION DES DENTS.

M. Audibran-Chambly doit sourire s'il relit maintenant, lui qui exerce encore et qui a marché avec le
progrès, la brochure qu'il publia en 1808, et dans laquelle il déclarait l'art dentaire arrivé à son apogée de
perfection.

» Dans l'atelier d'un bon praticien, disait-il, il n'est
point de difficultés qui ne soient surmontées, et l'art est
le rival de la nature. » (*Essai sur l'Art du Dentiste*,
page 85.)

Or, voici une opération que M. Audibran décrit quelques pages plus loin, et qu'il avait pratiquée deux ans
auparavant :

« M. A...., demeurant rue Richelieu, vint me consul-
ter relativement à une petite incisive cariée, au côté
droit de la mâchoire supérieure. Plusieurs personnes,
ayant vu cette dent défectueuse, lui avaient conseillé
de la faire extirper et remplacer par une autre, qu'un
Savoyard se laisserait arracher. Il se transporta chez
moi pour avoir mon opinion.

» Les principes que j'ai reçus de mes maîtres, les

meilleurs ouvrages des meilleurs auteurs que j'ai étudiés, et plus encore les demi-succès que j'ai obtenus dans ce genre d'opération, tous ces motifs réunis déterminèrent ma réponse, laquelle détruisit les scrupules de M. A... Il s'occupa de suite à chercher quelqu'un qui voulût consentir à perdre une dent. Huit jours après, il m'amena deux individus. J'examinai lequel possédait la dent la plus convenable pour remplacer celle que je devais tirer à M. A... Le choix fait, je fis placer M. A... dans un fauteuil, le Savoyard dans un autre ; j'enlevai avec beaucoup de précaution et de légèreté la dent du Savoyard, ensuite celle de M. A... Les deux dents arrachées se trouvèrent parfaitement ressemblantes sous tous les rapports ; je me hâtai, après avoir reconnu la vraie conformité, de mettre à la place de la dent gâtée arrachée à M. A..., la dent saine du Savoyard...

» Quatre jours après, j'examinai la dent et la trouvai assez solide ; un peu d'inflammation survint ensuite ; elle ne dura que trois jours. Mais, deux mois après, il se produisit une telle inflammation, que la figure de M. A... était méconnaissable ; les douleurs excessives qu'il ressentait le forcèrent à me mander. Je ne doutai pas que ce ne fût la dent que je lui avais plantée qui le mettait en cet état et lui occasionnait une fluxion prodigieuse. Je l'ôtai donc ; il sortit du fond de l'alvéole du sang mêlé de pus ; ce sang portait avec lui une odeur très fétide. Le malade éprouva du soulagement ; mais, quelques jours après, il perça à la gencive un petit abcès par lequel découla une matière blanchâtre. Ce trou fistuleux résista pendant quatre mois à tous les spécifiques, etc., etc. »

C'est de ce genre d'opérations que s'applaudissait alors un dentiste instruit et sérieux.

Ainsi, d'une part, une mutilation barbare infligée à un pauvre adolescent qui restera à jamais défiguré ;

D'un autre côté, un homme à la coquetterie cruelle et impitoyable, subissant un double supplice, — extraction et transplantation, — pour obtenir les résultats qu'on vient de lire ;

Puis le dentiste encourageant les deux victimes, allant de l'une à l'autre de ces bouches dégoûtantes de sang et pratiquant tranquillement cette sorte de greffe animale.

Il est vrai que la plupart des praticiens réprouvaient cette opération qu'ils étaient forcés d'accomplir, et Duval s'ecriait en 1812 : « Notre art peut-il, sans compromettre sa dignité, se permettre encore une mutilation que tout sentiment d'humanité réprouve ? »

Le progrès rendit bientôt inutile, sans le secours d'aucune société protectrice, cette opération barbare que nous avait léguée le moyen âge.

CHAPITRE V

LES DIVERSES SORTES DE DENTS ARTIFICIELLES

Quelque grande que soit la variété des noms redondants dont le charlatanisme a doté les dents artificielles, pour donner le change sur des systèmes discrédités et embarrasser le client dans son choix, il n'est, en réalité, que trois espèces de dents artificielles : les dents humaines, les dents osanores (ou d'hippopotame), et les dents minérales.

LA DENT HUMAINE.

La dent humaine fut longtemps la plus recherchée, car lorsque la nuance est bien choisie, il est difficile, impossible, pourrions-nous dire, de la distinguer parmi les autres dents naturelles. On se procurait autrefois ces dents dans la bouche des nécessiteux, on les achetait comme encore aujourd'hui on achète les cheveux des paysannes dans certains départements de l'Ouest. Ces avulsions accomplies dans la bouche du pauvre n'ont cessé que lorsque le génie mercantile des juifs a fait affluer dans le cabinet des dentistes une quantité suffisante de dents naturelles. Ce sont les cadavres des hôpitaux qui fournissent la précieuse marchandise. C'est dans les ambulances des armées que les juifs font leurs plus belles récoltes. En temps de guerre, les dentures blanches et complètes abondent. Pour bien faire voir que la marchandise est fraîche, les vendeurs ont soin de laisser pendre aux dents des lambeaux de gencives. Ces dents subissent dans la bouche la même action que les véritables ; elles s'altèrent au contact du suc gastrique et des ferments nutrides que contient le détritus alimentaire. Chez les femmes durant leur grossesse et la période de l'allaitement, chez toute personne à tempérament lymphatique, elles ne résistent pas longtemps ; mais généralement elles se conservent chez les individus d'un tempérament franchement sanguin, dont les dents sont tombées, sans être cariées, par suite d'accidents ou sous l'influence du tartre.

CHAPITRE VI

LA DENT D'IVOIRE (*osanore*)

HIPPOPOTAME.

L'emploi de la dent artificielle en ivoire (*osanore*) date de l'enfance de l'art. Elle était, nous le confessons, véritablement utile... avant qu'on eût trouvé mieux. Son usage fonctionnel est facile et commode, mais quel horrible inconvénient que sa décomposition rapide ! Les dentistes étrangers ont peine à croire que les osanores aient droit de cité parmi nous, et ils ne savent ce qu'ils doivent admirer le plus, ou de l'aplomb du spécialiste qui débite pareille marchandise, ou du béotisme du public qui se prête à cette spéculation, sans mot dire.

Maintes fois, des praticiens distingués ont cherché à éclairer ce public bénévole, et, en disant la vérité sur la dent d'ivoire, ont bien cru prononcer son oraison funèbre. Il n'en a rien été. *Vulgus vult decipi, sicut erat in principio et nunc et semper.* Chaque fois, du reste, que les vendeurs de dents d'ivoire ont pu craindre que l'engouement s'en détachât pour se porter sur un autre système de dents artificielles, ils les ont affublées d'un autre nom. Après avoir usé plusieurs dénominations, la dent d'hippopotame a été baptisée *osanore*, nom qui défie le savoir du plus patient chercheur d'étymologies.

L'osanore ne s'est point clandestinement présentée ; elle a fait son entrée, au grand jour, dans sa bonne ville de Paris. Son parrain, digne émule de Barnum, la fit précéder de l'orchestre le plus complet que jamais le charlatanisme prit à sa solde. Un poëte célébra même dithyrambiquement la naissance et les vertus de la précieuse *osanore*. Il est vrai que ce Pindare a chanté tour à tour la Pologne et le Rob Laffecteur, la bataille de Magenta et la moutarde blanche.

Si la poésie vit de fictions, c'est surtout lorsqu'elle célèbre les osanores.

Ces dents se pénètrent et s'imprègnent facilement des humeurs buccales et des acides résultant de la décomposition des aliments ou existant dans ces aliments avant leur absorption. Aussi quelques mois suffisent-ils pour donner aux osanores un ton jaunâtre des plus désagréables à l'œil, et pour les doter d'une fétidité contre laquelle est impuissant l'usage fréquent de la brosse. Tout produit animal, et ceci est une loi chimique, est putrescible, corruptible et décomposable.

Le président Hénault disait de sa cuisinière : « Entre elle et la Brinvilliers, il n'y a de différence que dans l'intention. »

Nous pourrions en dire autant des dentistes fournisseurs d'hippopotame.

On lit dans les *Anecdotes historiques, littéraires et critiques sur la médecine, la chirurgie et la pharmacie*, l'historiette suivante :

« Une jeune femme venait, dans un salon, de chanter d'une façon ravissante un morceau dont les paroles avaient fait en même temps sensation. Parmi les auditeurs qui s'approchèrent pour complimenter l'habile chanteuse, se trouvait le docteur Sue : « Voilà, certes, dit en *mezzo voce* le malicieux docteur, une fort jolie voix et de fort belles paroles, mais *l'air* n'en vaut rien. » L'infortunée avait des dents en hippopotame !

Nous fausserions la vérité en un point si nous ne disions pas que ces dents jouissent d'une propriété très précieuse, — pour les dentistes qui les emploient : — elles corrompent les dents saines.

Trois catégories de dentistes fournissent aujourd'hui cette sorte de dents :

1° Les dentistes octogénaires, *laudatores temporis acti*, parce qu'ils ne savent pas faire autre chose;

2° Quelques praticiens dont la clientèle aristocratique ne regarde pas à renouveler ses râteliers deux ou trois fois l'an ;

3° Enfin, certains industriels, dentistes improvisés du jour au lendemain, comme tel bonnetier failli, tel ex-coiffeur, tel laquais de dentiste congédié pour paresse ou friponnerie, tel cabotin sifflé, qui commettent les plus scandaleux abus en bénissant les législateurs du 19 ventôse an XI pour leur mutisme touchant l'exercice de la chirurgie dentaire.

Lorsqu'une personne, mécontente du râtelier fourni, du ton jaunâtre qu'a revêtu sa pièce, de l'odeur fétide qu'elle répand, court adresser de justes reproches au spécialiste, elle trouve celui-ci toujours prêt à la riposte; il est trop habitué aux récriminations pour être pris au dépourvu : « J'ignorais, lorsque vous êtes venu chez moi, dit-il au plaignant, que votre état sanitaire ne fût pas parfait, votre teint ne pouvait me faire diagnostiquer aucun désordre dans vos fonctions digestives. Si je me fusse tenu en garde contre l'acidité prononcée de vos humeurs, je vous eusse fait un ratelier de toute autre nature. » Et le client crédule ne sort du cabinet qu'avec un nouveau dentier, qu'il paye aussi grassement que le premier, sincèrement désolé d'avoir appris, chose dont il ne se doutait pas, qu'il existait des perturbations dans son organisme.

L'exploitation de l'hippopotame vaut celle d'un *placer;* on vendra encore longtemps des osanores.

CHAPITRE VII

LA DENT MINÉRALE.

La dent minérale, qui jouit aujourd'hui d'une vogue méritée, ne fut pas, lors de son apparition, acceptée sans conteste.

C'est le sort des choses véritablement utiles de passer par une regrettable série d'épreuves. C'est d'abord l'indifférence et l'apathie qu'elles rencontrent, puis l'opposition systématique; mais l'inventeur sait qu'il faut que la lumière se fasse tôt ou tard, et il en appelle à l'avenir, cet avocat providentiel des vérités méconnues.

Nous n'avons l'intention de faire ici ni l'histoire de Dubois-Chément, l'inventeur de la dent minérale, ni l'éloge de son invention. Mais nous dirons que les éléments constitutifs de cette sorte de dents sont : le feldspath, le silex et le kaolin, c'est prouver qu'elles sont inaltérables et que leur durée ne saurait être limitée.

Nous dirons encore qu'une noble émulation a gagné les dentistes étrangers et les dentistes français (1) ; un

(1) Un de nos oncles, dont nous avons partagé les travaux, le docteur Didier, s'est livré, avec une grande persévérance, à la fabrication des dents minérales, et il a obtenu un plein succès. L'Académie de médecine lui a décerné les éloges les plus flatteurs après le rapport d'une Commission composée de MM. Oudet, Malgaigne et Duval. M. Didier est le seul dentiste qui ait été l'objet de semblable faveur.

grand nombre se sont livrés à la fabrication des dents minérales. Aussi cette industrie est arrivée à un degré de perfection telle que les dents reproduisent minutieusement la forme, les contours, les nervures, la transparence et même les irrégularités des dents naturelles. Quant aux nuances obtenues, elles se comptent par milliers. On est parvenu également à fabriquer des gencives artificielles tellement parfaites qu'on croirait y voir, à travers l'imitation de la chair, circuler le sang et la vie.

Jusqu'à ces dernières années, les dents minérales ne présentaient pas toujours une solidité complète, mais sous ce point de vue encore, elles ne laissent actuellement rien à désirer.

Les graves inconvénients inhérents aux anciens systèmes ont disparu avec l'emploi des dents minérales. Seule, la dent minérale est incorruptible, inaltérable ; seule, elle s'harmonise complétement avec la nuance des dents conservées, et, bien choisie, on ne peut la distinguer de ces dernières. Ajoutons que sa durée est illimitée, certains dentistes hésitent peut-être pour cette raison à en doter leurs clients, habitués à payer tous les ans un dentier d'hippopotame.

CHAPITRE VIII

COMMENT ADAPTER ET FAIRE TENIR LES DENTS.

LE PIVOT. — LA LIGATURE. — LE CROCHET.

Par quels procédés peut-on adapter et faire tenir les
dents minérales?

Les moyens employés jusqu'ici sont le pivot, la liga-
ture, le crochet et les ressorts.

La pose d'une dent à pivot est une opération difficile
et douloureuse, puisqu'elle nécessite l'ablation du nerf
dentaire, et que quatre fois sur dix il en résulte des
fluxions, des abcès et des fistules; la dent à pivot offre
une grande solidité, mais il faut que les racines soient
tout à fait saines; on comprend dès lors que ce procédé
ne peut être qu'exceptionnellement employé; mais, in-
telligemment placée dans une bonne racine, une dent à
pivot peut durer vingt ans.

Les pièces, posées au moyen de ligatures métalliques
ou autres, amènent promptement l'ébranlement des
dents voisines et ne doivent jamais être employées.

Quant aux crochets, ils exercent l'action la plus per-
nicieuse sur l'émail des dents naturelles qu'ils enser-
rent; cet émail est bientôt coupé et altéré, puis la carie
se développe par suite du séjour et de la décomposition

des particules alimentaires entre ces crochets et les dents sur lesquelles ils reposent. Certains dentistes remplacent l'or et le platine par l'étain, l'argent, le maillechor, toutes matières facilement oxydables et compromettantes pour la santé. L'influence nuisible est alors doublée par l'action galvanique.

Les pièces à crochets ont le grave inconvénient de ne pouvoir être retirées facilement, et comme il ne peut y avoir d'adhérence parfaite entre la monture métallique et les gencives, la pièce devient bientôt une cause d'infection putride.

Autre reproche : il est presque toujours difficile de dissimuler les crochets, et on laisse voir alors en ouvrant la bouche le moyen d'attache, — la *ficelle*, — ce qui rend l'illusion impossible.

CHAPITRE IX

LES DENTIERS A RESSORTS, A SUCCION.

Nous avons vu qu'on employait autrefois les ressorts en acier et en baleine. On y a substitué des ressorts en or de différentes formes. Il faut avoir recours aux ressorts chaque fois qu'un dentier complet ne peut tenir par *la succion*, ce qui arrive surtout lorsque la mâchoire inférieure ne présente pas une surface suffisante, un bourrelet gingival convenable.

Cela arrive encore lorsqu'on se trouve contraint de recouvrir, avec le dentier, des racines plus ou moins chancelantes.

Hors ces cas, on doit toujours avoir recours aux dentiers à succion.

Pour qu'ils puissent tenir dans la bouche, il faut que l'air contenu entre les gencives et les plaques soit aspiré fortement; si la pièce est bien construite, l'adhésion sera parfaite. Mais, pour obtenir cette adhérence, il faut que les plaques qui reçoivent les dents soient plus larges que dans les autres dentiers, il faut qu'elles couvrent une partie de la voûte palatine ou toute la surface alvéolaire du maxillaire inférieur. Il peut arriver que les saillies trop accusées de ces plaques gênent et agacent la langue, s'opposent à la netteté de la prononciation et que des ulcérations résultent de la pression constante exercée sur la membrane muqueuse.

Un bon dentiste prévient ces inconvénients, ou tout au moins y remédie dès qu'ils se présentent.

Beaucoup de praticiens, dans le but de produire une succion plus énergique, pratiquent dans l'épaisseur de la base une cavité ou chambre à air qui agit comme une ventouse sur la muqueuse correspondante ; la surface de cette muqueuse se trouve ainsi happée dans ce *vacuum* et peut alors s'enflammer et devenir très douloureuse. J'ai vu, maintes fois aussi, sous la même influence, le palais couvert de végétations fongueuses.

Il est facile d'éviter ce désagrément en ne pratiquant pas de chambre à air ; celle-ci est toujours inutile, et le dentier tiendra suffisamment si son *adaptation* aux gencives est parfaite.

Tels sont, tels étaient, devrions-nous dire, les procédés adoptés pour faire tenir les dents et les pièces artificielles.

CHAPITRE X

LES DENTIERS A BASE D'OR, DE PLATINE, D'ARGENT, D'ÉTAIN, D'ALUMINIUM.

Jusqu'ici, les dents minérales sont soudées ou rivées sur des bases métalliques, qui sont toujours l'or ou le platine. Nous verrons dans un autre chapitre les inconvénients des métaux.

Quelques praticiens de carrefour ont eu parfois l'imprudence d'employer l'argent et le maillechor, ces métaux se sulfurent et s'oxydent dans la bouche avec une grande facilité, ils peuvent alors donner lieu à de graves accidents.

On s'est aussi servi de l'étain comme base pour les dentiers ; mais, bien que certains dentistes le recouvrissent d'une couche d'or, il ne pouvait guère s'employer, vu son poids, que lorsqu'il s'agissait de suppléer à la perte des dents du maxillaire inférieur. Nous savons, par un autographe de Washington, qu'il avait un dentier fait avec ce procédé, dont il se plaignait beaucoup.

L'aluminium, également adopté pour la confection des bases, n'a eu qu'une vogue passagère ; son inaltérabilité ne recontre plus de croyants ; il est certain que les plats en aluminium sont attaqués par les condiments acidulés, et que les bijoux tirés de ce métal s'oxydent à la chaleur.

En présence des difficultés et des défectuosités de ces systèmes, la science a cherché et la science a trouvé.

CHAPITRE XI

LA VULCANITE.

(CAOUTCHOUC VULCANISÉ ET DURCI.)

Depuis quelques années, une véritable révolution s'est accomplie dans la mécanique dentaire, par suite de l'application à la prothèse de la gutta-percha et du caoutchouc.

La vulcanite a pour élément principal la gutta-percha et le caoutchouc vulcanisés et durcis.

Chacun sait que le caoutchouc et la gutta-percha ne sont autre chose que le suc coagulé de certains arbres, dont on recueille la séve laiteuse en pratiquant à leur base de profondes incisions. Il suffit d'abandonner cette séve à elle-même pour obtenir la séparation des globules qui s'y trouvent en suspension. Les végétaux qui fournissent le caoutchouc sont principalement le *castilloa elastica*, le *collophora utilis*, le *cecropia pultata*, et le *cameraria latifolia* de l'Amérique méridionale.

Lorsque la gutta-percha a été scrupuleusement purifiée, sa *vulcanisation* s'opère par sa combinaison avec le sulfure de carbone et le chlorure de soufre.

Ainsi combinée et modifiée au moyen d'autres substances qui lui donnent une belle couleur rose, la gutta-percha acquiert la dureté de l'ivoire, si on la soumet quelque temps dans un appareil à vapeur à une pression de neuf atmosphères. Avant d'être ainsi durcie par la chaleur, la gutta-percha est aussi molle, aussi malléable que la cire ; dans cet état, elle s'applique et se moule facilement.

L'application de la vulcanite à la prothèse paraît être la dernière expression du progrès, et il n'est pas possible, nous le croyons du moins, de rien désirer de plus parfait.

Lorsque M. Ninck proposa d'employer la vulcanite pour la confection des dentiers, je m'empressai de la soumettre à une série d'expériences et de la mettre en contact avec les principaux réactifs.

Inattaquable par les acides hydrochlorique et acétique purs, la vulcanite est légèrement noircie par l'acide sulfurique, qui la rend un peu grasse au toucher; l'acide azotique anhydre la dépolit et la corrode lentement; dans un mélange de ces deux acides, elle bout, se boursoufle et se désagrège.

Mais il est évident que peu de personnes seront tentées d'exposer leur ratelier à de telles expériences, tout au moins dans leur bouche.

Ce qu'il importait de constater, c'était la manière dont la vulcanite se comporterait dans ses fonctions nouvelles en face de réactifs plus faibles, il est vrai, mais pourtant énergiques à cause de leur action incessante, de leur variété naturelle et de la température du milieu dans lequel ils se produisent et passent nécessairement, pour les besoins de l'alimentation, de la mastication et de la digestion.

Sans m'arrêter aux résultats obtenus par le contact de la vulcanite avec les acides violents dont j'ai parlé plus haut, j'ai donc continué mes expériences, et j'ai pu constater que cette substance n'était pas attaquée :

1° Par l'eau froide ou bouillante ;

2° Par l'alcool et par l'éther ;

3° Par l'essence de térébenthine et la benzine pure ;

4° Par tous les acides faibles, minéraux et organiques connus ;

5° Par l'ammoniaque et les solutions concentrées de potasse et de soude de commerce ;

6° Par une macération prolongée dans la salive et dans le suc gastrique des animaux.

En voyant la résistance que la vulcanite opposait à tant de réactifs puissants, et dont la plupart existent dans l'économie, il ne fut pas douteux pour moi qu'elle conserverait indéfiniment dans la bouche une immunité absolue, et que son emploi allait réaliser un progrès réel ; que dis-je, une véritable révolution dans la pro-thèse dentaire.

CHAPITRE XII

INCONVÉNIENTS DES DENTIERS MÉTALLIQUES.

Les journaux ont relaté depuis quelques années un certain nombre d'accidents occasionnés par des dentiers métalliques.

Espérons que ces faits, dont le public s'est ému avec raison, amèneront les praticiens à restreindre de plus en plus l'emploi, désormais inutile, des bases métalliques.

On comprendra facilement leur mode d'action en lisant la relation suivante, empruntée à l'*Union médicale :*

« Le danger des dents artificielles à crochets vient de se révéler encore dans toute sa gravité. M. Bruneau jouait avec un ami, lorsqu'il s'aperçut qu'il avait avalé une partie de son ratelier. L'extraction ne put en être faite, et l'estomac devint si douloureux qu'on ne pouvait introduire une petite éponge douce, sans provoquer d'atroces vomissements sanguinolents. Cet infortuné resta ainsi pendant six jours, sans pouvoir prendre de nourriture solide ; la respiration s'embarrassa de plus en plus, de l'emphysème survint au cou et à la face, et il succomba dans un accès de suffocation. A l'examen *post-mortem* on trouva cette extrémité du râtelier, arrêtée transver-

salement dans l'œsophage, où *les crochets* et le *bout acéré*
avaient produit une perforation d'un pouce et demi de
long à droite, en pénétrant dans le lobe supérieur du
poumon, ce qui avait servi d'issue aux aliments pour
passer dans la cavité de la plèvre. A gauche, l'œsophage
était également *perforé.* »

On sait ce qu'est une dent à crochets qui peut ame-
ner de si effrayants résultats ; M. Oudet, dentiste, membre
de l'Académie de médecine, la décrit ainsi :

« La dent à crochets est un moyen de prothèse que
l'on emploie pour maintenir les pièces métalliques que
l'on veut placer. Après avoir pris l'empreinte du vide à
remplir, et des dents que les crochets doivent embrasser, *les plaques de support préparées,* on ajuste derrière
le collet de chacune de ces dents *des arcs en métal d'or
ou de platine réunis par des points de soudure en un seul
ressort,* qui entoure de chaque côté, jusqu'en arrière, la
dernière dent à laquelle il se termine, etc. »

Toute cette quincaillerie de plaques, de crochets d'or
et de platine use et coupe les dents, les déchausse, déchire et tuméfie les gencives, gêne plus ou moins la
mastication, et devient, par la manière dont l'appareil est
fixé, une source permanente de malpropreté et d'infection.

Ceci posé, on comprend à merveille le mécanisme de
la catastrophe.

Une soudure faible, incomplète, mal réunie ; un crochet usé, un métal peu tenace, cassant : au moindre

choc, la pièce artificielle se brise ; on est surpris, un mouvement naturel de déglutition s'opère, et le fragment est avalé. La pointe inégale, acérée du métal rigide, se fixe dans les tissus, les déchire, et les accidents marchant bientôt, on voit se renouveler le drame ci-dessus.

Deux causes ont déterminé l'événement : l'emploi d'un métal et le procédé d'attache de la pièce. C'est pour obvier à ces inconvénients que nous avons substitué la vulcanite aux plaques, aux crochets et à toutes les ligatures métalliques.

On n'accroche que ce qu'on ne peut pas faire tenir par une adhérence intelligente.

CHAPITRE XIII

AVANTAGES DE LA VULCANITE.

Par la vulcanite, avec une certaine adresse et l'habileté que donnent l'étude et la pratique de l'art, le problème est résolu, on peut facilement faire adhérer la pièce artificielle à la gencive et au palais, comme adhère à la glace d'un salon ce petit appareil pneumatique si ingénieux auquel nous suspendons sans crainte les lampes et les candélabres dont la lumière se reflète à l'infini dans la même pièce.

Sans doute la nécessité de combler plusieurs vides, qui alternent avec des dents isolées qu'il faut ménager, nous oblige souvent à nous appuyer sur ces dents et même à les embrasser plus ou moins; mais notre pièce, par l'élasticité de sa substance, les maintiendra sans les fatiguer, et, loin de les ébranler, les consolidera.

En effet, une pièce, telle que nous la comprenons, devient un tuteur véritable pour la dent isolée. Elle ne peut, en l'embrassant, ni l'user, ni la ronger, comme le font l'or et le platine, par une action imperceptible et lente, mais continue.

C'est avec raison que l'on a dit, à propos de ces procédés barbares : « Un dentiste vous place une pièce de deux dents ; c'est bien. Hélas !... dans quelques années vous aurez quatre dents de moins, et ainsi de suite jusqu'au moment où vous aurez la mâchoire tout entière perdue. »

Avec la vulcanite, rien de semblable à craindre, pas même la rupture d'une pièce. Son élasticité répond de sa solidité. Point de soudure, l'appareil est un.

Quelque fragment viendrait-il, par impossible, à se détacher ? il ne saurait en arriver malheur. Ce fragment ne présentera jamais la pointe aiguë, l'arête acérée, le bord inégal et tranchant du crochet et de la plaque métallique. Il passera comme un simple bol alimentaire.

Bientôt, au grand avantage de leurs clients, tous les dentistes sauront appliquer cette découverte, qui déjà date de six ans.

CHAPITRE XIV

EXAMEN RAISONNÉ ET COMPARÉ DES DIVERS SYSTÈMES DE DENTS ARTIFICIELLES.

Dans un dentier, le succès dépend : de la régularité de la forme, du rapport exact entre la pièce supérieure et la pièce inférieure ; de son ajustement parfait sur les gencives.

Dans la confection du dentier en hippopotame, comme il faut à chaque instant porter l'ivoire sur le modèle résultant de l'empreinte, il s'ensuit que le contact détruit plus ou moins ces ondulations du palais, ces nervures, ces flexions à peine sensibles que l'empreinte reproduit déjà si difficilement, si la base est en or ou en tout autre métal ; en effet, dans ce cas, il faut confectionner un moule et un contre-moule, soit en zinc, soit en cuivre, et estamper avec de lourds marteaux la plaque métallique interposée. N'est-il pas dès lors impossible de reproduire les délicates nervures, les sinuosités, les inégalités des gencives sur lesquelles doit s'appuyer la pièce ? Puis, s'astreindrait-on aux plus minutieuses précautions, qu'on constaterait toujours, au moment de la soudure des dents, une déformation due à la dilatation inégale du métal.

Avec la vulcanite, toute déformation, tout gondolement, tout retrait est impossible ; le dentier se prête aux caprices de la muqueuse buccale ; il reproduit les détails les plus minutieux des gencives, puisque le procédé n'exige l'emploi d'aucune matrice, et que la pièce se moule d'elle-même par l'effet de la simple pression sur le modèle.

L'hippopotame s'altère, jaunit et se déforme sous l'action des liquides buccaux ; en se décomposant, il affecte péniblement tout à la fois la vue et l'odorat. — Les dentiers en métal sont d'un poids quelquefois énorme, et déterminent par là une fatigue assez forte des muscles de la mâchoire et même un certain affaissement des gencives. — Le contact de métaux sur la muqueuse buccale occasionne, quel que soit leur titre, des excoriations, des aphthes, des ulcérations, des abcès, etc.

La vulcanite jouit d'une inaltérabilité absolue : elle est inattaquable par les acides et les dissolvants ordinaires ; — elle ne peut se déformer, malgré toutes les influences auxquelles on la soumet ; — elle s'adapte avec une précision admirable aux gencives et aux racines qui restent, quelles que soient la forme et les particularités que présente la bouche. — Son poids spécifique est de la plus grande légèreté (nous avons remplacé, par exemple, un dentier en métal pesant 180 grammes par un autre en vulcanite pesant 32 grammes).

Les dentiers en or, platine, etc., présentent une teinte métallique fort désagréable ; — ils ont besoin, à cause de leur peu d'adhérence et de leur poids considérable, d'être soutenus par des ressorts d'une grande résistance. — Tous les métaux, quels qu'ils soient, sont antipathiques aux gencives, et offrent une certaine rigidité qui rend la mastication fatigante et difficile ; — ils subissent une action galvanique parfois assez intense pour troubler le système nerveux et réveiller les douleurs névralgiques. Nous avons pu en constater maintes fois les dangereux effets sur l'organe visuel et sur l'ouïe.

La vulcanite, qui est susceptible d'un poli parfait, se marie convenablement pour la couleur avec la muqueuse buccale ; — elle s'adapte sympathiquement aux gencives avec une précision parfaite, qui permet à la mastication de se faire sans efforts. — La vulcanite est mauvais conducteur du calorique et défie l'action galvanique que subissent tous les métaux.

A tous ces avantages, il faut encore ajouter la durée et la solidité.

Malgré leur poids énorme, les râteliers à base métallique sont condamnés, lorsque toutefois on peut s'en servir, à se détériorer et même à se casser. La vulcanite conserve, malgré sa dureté, une grande légèreté et une certaine souplesse, qui la préservent de toute rupture et de tout dommage.

Quant aux dents minérales, encastrées dans la vulcanite qui forme la gencive artificielle, pressées par elle de toutes parts, appuyées contre elle dans presque toute leur hauteur, ces dents ne peuvent ni s'échapper, ni s'ébranler comme dans les autres systèmes, et ne sont susceptibles d'être brisées que par un effort tout à fait exceptionnel.

Avec les bases métalliques, il faut inévitablement souder les dents et les soumettre ainsi à la température nécessaire de la fusion de l'or, ce qui les expose à être fêlées et cassantes ; le nouveau système rend l'action du feu inutile.

De plus, le *talon* en vulcanite, qui les protége contre un choc violent des dents correspondantes, offre à ces dernières une surface *triturante* appropriée, avantage qu'on ne peut obtenir avec les pièces métalliques.

Le système de la vulcanite est donc, d'une manière absolue, complet, irréprochable. On ne peut rien désirer qui soit plus léger que cette matière, plus solide, plus sain, plus doux aux gencives, rien enfin qui s'identifie mieux avec la bouche.

CHAPITRE XV

LES DENTS ARTIFICIELLES

JUGÉES PAR LE Dr L......

Un médecin de Périgueux avait, dans l'espace de vingt
ans, essayé six dentiers en métal ou en hippopotame, —
essais douloureux et stériles. — S'étant adressé à moi, je
lui fis un dentier en vulcanite, au sujet duquel il publiait
quelque temps après (*Écho de Vesone,* 3 février 1861
l'article suivant :

« Le médecin se propose toujours de guérir les maladies et de prévenir les infirmités ; mais lorsque, malgré
ses soins, par suite des progrès de l'âge, ou par accident, une infirmité se déclare, il doit y remédier autant
que faire se peut.

» De toutes les infirmités, la plus commune est la
perte des dents, c'est aussi une des plus tristes : la prononciation est gênée, la mastication presque toujours
impossible ; les traits sont altérés, le visage est déformé,
ridé, grimaçant ; le nez et le menton se rencontrent dans
un embrassement ridicule, hideux..... Si quelques dents
seulement sont absentes, le trouble est moins considé-

rable sans doute, mais la denture formant un tout d'une harmonie parfaite, de graves inconvénients, des désordres regrettables se produisent également.

» Je n'avais plus une dent, j'avais essayé de les faire remplacer, mais toujours le remède avait été pire que le mal.

» Je redoutais les râteliers en or, platine, etc., qui excorient et ulcèrent les gencives; l'hippopotame ou osanore, si rapidement jauni et putréfié, me répugnait.

» J'hésitais à renouveler l'épreuve, malgré l'immense désir que j'avais de retrouver des dents. J'ignorais, je l'avoue, les magnifiques découvertes de ces dernières années, j'ignorais la vulcanite.

» Un ami m'adressa à un savant médecin, à un artiste habile, à un enchanteur, qui

..... répara des ans l'irréparable outrage.

» M. D....., en quelques heures, m'a rendu mes trente-deux dents, il m'a rendu la vie, la jeunesse.

» Moi qui pouvais à peine écraser une figue, je croque des noisettes, j'ai mes dents d'il y a trente ans; que dis-je? je n'ai plus à regretter ces dents dont chacune a marqué une souffrance. Celles que je dois à un art merveilleux ne laissent rien à désirer ; elles, du moins, ne me quitteront pas, et je sais que, grâce à leur composition, elles seront dans vingt ans ce qu'elles sont aujourd'hui.

» Poser ainsi les dents, n'est-ce pas les faire repousser ?

» *Experto crede medico ;* bien heureux sont les clients d'un habile et consciencieux médecin-dentiste ! M. D..... a le talent de guérir et de conserver les dents cariées.

J'aime mieux celles qu'il m'a posées ; à quoi bon re-
crépir une vieille masure quand on peut avoir une mai-
son neuve ?

« M. D..... m'a donné cent fois plus qu'il ne m'avait
promis, mille fois plus que je n'osais espérer. Je suis
heureux de le publier dans l'intérêt de tous, dans l'intérêt des personnes qui, par esprit de routine, par indo-
lence ou par scepticisme, continuent à se servir des anciens procédés ; dans l'intérêt des personnes qui, déjà,
ont subi la torture d'un ratelier défectueux ; dans l'intérêt de ces victimes qui, niant le progrès, ont renoncé,
ainsi que je l'avais fait, à invoquer le secours d'un art
qu'elles croient impuissant.

» Dr LALANDE,

» *Rue du Pont-Vieux*, 12, *à Périgueux.* »

« Je n'ai plus, dit M. le docteur Lalande, à regretter
mes dents naturelles, *dont chacune, avant de disparaître, a marqué une souffrance.* »

Il faut, en effet, avant de perdre une dent, subir généralement des douleurs atroces, intolérables qui, entre
autres inconvénients, portent un notable préjudice à la
santé.

Malgré l'enthousiasme de M. Lalande pour les dents
artificielles, j'engagerai toujours à garder les dents naturelles, même gâtées, puisqu'il est presque toujours
possible de les conserver. Avant de détruire il faut d'a-

bord songer à guérir. Ainsi que je l'ai démontré ailleurs, un dentiste éclairé et expérimenté peut conserver quatre-vingt-quinze sur cent des dents qu'on arrache si souvent avec une légèreté condamnable.

CHAPITRE XVI

TOUTES LES DENTS ABSENTES PEUVENT-ELLES ET DOIVENT-ELLES ETRE REMPLACÉES ?

Dès qu'une dent vient à manquer, on doit la faire remplacer ; il est cependant quelques cas dans lesquels on ne retirerait point un grand avantage des dents artificielles :

1º Lorsqu'il s'agit des dents de sagesse, les molaires voisines étant conservées ;

2º Lorsqu'une seule grosse molaire fait défaut ; j'hésite même souvent à combler le vide, lorsque deux de ces dents sont absentes, surtout à la mâchoire inférieure.

On ne peut obtenir un résultat sérieux de l'emploi des molaires artificielles, que *si leur base occupe une certaine surface de gencive ; il faut que la pression occasionnée par les efforts de la mastication soit répartie sur une étendue suffisante.*

Il arrive même parfois que les dents artificielles seraient plus nuisibles qu'utiles. Supposons une personne ayant atteint cinquante ou soixante ans, et qui, dans sa jeunesse, a perdu quelques molaires : celles qui restent et qui correspondent aux dents absentes, ont chevauché et se sont allongées dans les vides de la mâchoire correspondante; celles qui se rencontrent et frappent d'aplomb l'une sur l'autre se sont usées peu à peu (elles accomplissent seules un travail pour lequel la nature nous a donné trente-deux dents).

Si, d'une part la trituration s'opère sans trop de difficulté; si, d'un autre côté, la bouche ne peut être remise facilement dans son état de régularité normale sans faire le sacrifice de quelques dents, nous conseillons alors volontiers d'attendre que l'opération devienne plus indispensable.

Ces désordres qui se produisent dans une bouche veuve de quelques dents doivent faire comprendre combien il est important de remédier sans retard aux défectuosités, aux vides de la denture. En effet, pourquoi attendre que les dents voisines soient déjetées, couchées dans le vide, que les dents opposées soient élongées, déchaussées, projetées en avant et qu'elles forment, avec celles du maxillaire correspondant, un entrecroisement ridicule à la vue et gênant pour la mastication?

CHAPITRE XVII

LA VULCANITE DOIT-ELLE ÊTRE EXCLUSIVEMENT EMPLOYÉE ?

Le système de dents artificielles qui mérite la préférence est celui des dents minérales sur une base en vulcanite.

Cependant, si une seule incisive vient à manquer, et que la racine existe et soit saine, on doit avoir recours à la dent à pivot ; quand la racine est enlevée ou détruite en partie par la carie, on peut se servir d'une base métallique ; on peut encore employer avantageusement la base métallique lorsque, les deux mâchoires se croisant trop, les dents du bas viennent imprimer leur extrémité dans la gencive supérieure ; il n'est possible alors d'interposer entre les dents du bas et la gencive qu'une plaque très mince ; dans ce cas, la plaque en or ou en platine pourra être préférée à la vulcanite, qu'il faudrait trop amincir et qui offrirait moins de résistance à l'action des dents inférieures. Hors ces deux exceptions, la vulcanite est toujours incomparablement préférable.

Il existe bien encore vis-à-vis du nouveau système quelques préjugés, mais ces préjugés sont si puérils, que je ne veux point les réfuter ici. Qu'il me suffise de déclarer que je n'ai, jusqu'à présent, rencontré aucune bouche qui n'ait pu facilement sympathiser avec la vulcanite.

Il n'est plus, du reste, qu'un très petit nombre de praticiens qui s'obstinent à ne point employer la vulcanite ; nous avons déjà dit quels motifs peuvent les guider.

L'expérience est faite, elle est complète, et le public apprécie maintenant toute la valeur de l'application du caoutchouc à la prothèse dentaire.

CHAPITRE XVIII

CE QU'ÉPROUVENT LES PERSONNES QUI PORTENT POUR LA PREMIÈRE FOIS DES DENTS ARTIFICIELLES.

La personne qui porte un dentier pour la première fois éprouve tout d'abord un embarras, une gêne plus ou moins considérable pour la prononciation et la mastication.

Quelques heures suffisent à la langue pour retrouver la liberté de ses mouvements, mais quelques jours sont nécessaires pour que la trituration des aliments s'accomplisse facilement, pour que la bouche s'habitue au nouvel appareil et soit plutôt gênée de son absence que de sa présence.

Le docteur Delabarre écrivait en 1820 les lignes suivantes (1) :

« L'application d'une denture complète est toujours suivie d'une série de contrariétés et même de douleurs..... Les muscles masticateurs ne peuvent supporter la présence d'une machine étrangère qui s'oppose à leurs contractions, ils en restent comme étonnés; dès lors ils hésitent, ils se fatiguent et deviennent doulou-

(1) *Traité de la partie mécanique de l'art du chirurgien-dentiste*, tome II, p. 327.

reux. La langue, qui s'épanouissait dans un espace considérable, venant à être contenue par des limites qu'elle n'eût pas dû franchir, éprouve aussi une contrainte des plus pénibles ; elle s'agite en tous sens ; elle va heurter le nouvel hôte avec lequel elle doit vivre désormais ; elle lui cherche querelle ; elle le repousse d'un côté et d'autre. Il n'y a pas jusqu'aux glandes salivaires qui ne fournissent un surcroît de fluide, comme pour concourir à faire glisser en dehors le meuble importun.

» L'irritation qui résulte toujours de la pression ou du moindre frottement d'un solide sur des parties charnues ajoute encore aux peines du client ; les gencives deviennent rouges et se gonflent..... Le chagrin s'empare de son âme ; il désespère de pouvoir jamais porter une denture, objet de tous ses désirs ; il compare sa situation avec celle des personnes de sa connaissance qui en font usage ; il se trouve beaucoup plus malheureux qu'elles ; enfin, dans son impatience, attribuant ses souffrances à une vicieuse construction de la machine , il en accuse l'artiste et lui fait supporter une partie des tracasseries qu'il éprouve. Cependant, peu à peu les organes deviennent moins récalcitrants ; ils endurent insensiblement le joug contre lequel ils se sont d'abord révoltés ; alors l'espérance renaît et bientôt la pièce que le patient aurait volontiers jetée au loin, flatte ses yeux et son amour-propre.

» Voilà l'histoire de tous ceux qui portent une denture pour la première fois ; ils se découragent et se désespèrent d'abord ; bientôt ils s'y accoutument ; puis ils se réjouissent. »

Le lecteur sait quelles étaient les machines lourdes et

incommodes que les dentistes fabriquaient en 1820; ils n'avaient à leur disposition que des procédés primitifs, presque barbares.

Dès lors, en dépit de tout leur talent, de toute leur habileté, les dentiers étaient fatalement défectueux, informes, ne portant sur les gencives que d'une manière inégale, et cependant, les clients s'habituaient à ces machines, bientôt même ils ne pouvaient plus s'en passer.

Quelle que soit la perfection des dentiers actuels, quelle que soit la précision de leur adaptation aux gencives, quelle que soit l'harmonie avec laquelle ils sont disposés pour la bouche, ils restent, pour celle-ci, pendant quelques jours, un corps étranger; ils lui font éprouver une certaine fatigue; ils sont un véritable fardeau, qui tend à être repoussé par la langue, par la gencive et les joues; mais, après quelques jours de patience, l'habitude est acquise

Quant à la mastication, elle ne se fera pas *ex abrupto*, mais elle deviendra de plus en plus facile. En quelques jours, avec un dentier bien fait, elle s'opérera avec une entière facilité.

Et n'est-ce pas la première chose que l'on doit demander à un dentier ?

Les dents en effet ne sont pas une simple parure, elles doivent, avant tout, triturer les aliments de manière à ce qu'ils puissent subir dans la bouche ce que les physiologistes appellent une première digestion. Comme instrument de mastication, elles sont donc indispensables à la santé.

L'alimentation, première condition de la vie, ne peut se faire qu'au moyen des dents et de l'estomac ; aussi a-t-on appelé les dents le moulin de la vie et l'estomac le laboratoire de la santé. Les personnes qui s'obstinent à répudier les dents artificielles se condamnent donc à passer à côté de la santé.

CHAPITRE XIX

LES DENTS ARTIFICIELLES EXIGENT-ELLES QUELQUES SOINS?

Les personnes qui ont encore des dentiers fabriqués avec des matières animales, comme l'ivoire, l'hippopotame (*osanore*), les dents humaines, doivent prendre certaines précautions.

Les fruits acides, les vinaigres qui attaquent si facilement les *dents vivantes*, rongent et décomposent rapidement ces pièces artificielles.

Il est nécessaire de les brosser tous les jours en se servant de savon ou autres substances alcalines pour neutraliser l'action des acides auxquels la décomposition du détritus alimentaire et sa fermentation donnent rapidement naissance dans la bouche.

On ne doit point les conserver la nuit, mais les déposer dans un verre d'eau additionné de quelques gouttes d'alcool.

Les dents à crochets doivent être retirées chaque jour et brossées.

Mais les retirer est souvent impossible ; il faut alors se lotionner fréquemment la bouche et employer comme dentifrice une poudre alcaline, qui prévienne la corrosion acide sur les portions d'émail déjà rongées par le frottement des crochets.

Les dents à pivots doivent tenir solidement et être cimentées dans les racines ; elles n'exigent ensuite aucun soin, aucune précaution.

Les pièces à base de vulcanite, lorsqu'elles sont bien faites, s'adaptent avec beaucoup de précision aux gencives ; elles ne peuvent donc recéler les aliments. Cependant il est utile de les retirer une fois par jour et de leur donner un coup de brosse, ne serait-ce que pour prévenir la formation du tartre (1).

Hors ce cas, les dentiers en vulcanite ne doivent jamais être retirés et il est infiniment préférable de les garder pendant la nuit. Ils sont, je l'ai déjà dit, complétement inaltérables, quelle que puisse être la nature des sécrétions de la bouche.

Doit-on prendre quelques précautions pour manger avec des dents artificielles? Nous répondrons non.

Les personnes qui portent des dentiers doivent en être aidées et non gênées. Il faut qu'elles puissent broyer, triturer les aliments en toute sécurité.

Naturellement, les clients n'ont aucun intérêt à briser leurs dents ; il est donc à peu près certain qu'ils n'essayeraient point de casser des noyaux de pêche; d'ailleurs un accident impossible à prévoir surviendrait, qu'il serait très facilement réparable (2).

(1) Le tartre est une concrétion déposée sur les dents par la salive. Il est tout d'abord à l'état de limon et se durcit peu à peu. Un diamant lui-même, fixé dans la bouche pendant quelques jours, se couvrirait de tartre.

(2 Nous garantissons nos dents artificielles pendant dix ans.

CHAPITRE XX

LES DENTISTES IMPROVISÉS,

Cependant quelques personnes restent convaincues que l'on ne peut broyer les aliments avec les dents artificielles. Ces personnes se sont probablement adressées à ces dentistes dont je parle dans *les Causeries* :

« A l'un de ces praticiens, qui datent de 1814, qui opèrent avec un abat-jour, dont les procédés sont démonétisés, les systèmes périmés, qui font de la potichomanie dentaire et non de la prothèse ; ou encore , à l'un de ces dentistes poussés en une nuit comme des cryptogames, qui, hier clowns, pîtres , bonnetiers faillis, garçons charcutiers ou laquais de dentistes, arrachent aujourd'hui les dents *à l'instar de Paris*, et confectionnent des dentiers comme un quelconque chaudronnier pourrait les fabriquer. »

Il faut bien qu'on le sache, le premier venu peut s'intituler dentiste et pratiquer dans la bouche toute espèce d'opération (1).

(1) Dans une des rues les plus aristocratiques de Paris, sur cinq dentistes trois sont des ex-coiffeurs. Quelques praticiens n'ont pas renoncé au premier métier de leur jeunesse ; il en est qui, tailleurs au second étage, sont dentistes au premier.

Ces dentistes improvisés sont incapables de voir les difficultés ; aussi ils ne doutent de rien. Une témérité impudente leur tient lieu d'instruction et d'expérience ; ils entreprennent avec audace toutes les opérations qui se présentent, quel qu'en puisse être le résultat. Ils ne craignent point d'affirmer au client qui s'égare chez eux qu'il pourra, dès le premier jour, broyer et digérer du silex. Et le client, déçu, est pour longtemps en défiance vis-à-vis de l'art dentaire, lui et tous ceux qui l'entourent.

N'est-il point déplorable qu'une des branches les plus difficiles, les plus compliquées de la chirurgie puisse être exploitée par le rebut des autres industries, par les vétérans des petits métiers, et devenir, en un mot, «le métier de ceux qui n'en ont pas » , définition que Balzac appliquait aux agents d'affaires.

«Grattez le Russe, disait Napoléon, et vous trouverez le Cosaque»; que trouverait-on en grattant la plupart des dentistes? Mais le public, reçu dans un bel appartement, voyant un homme d'une mise soignée, et d'ailleurs trop ému devant les instruments, ne songe guère à percer le frac où Bilboquet s'enveloppe (1). Les hommes instruits et sérieux, voyant la profession avilie aux mains des empiriques et des ignorants de la pire espèce, hésitent à se dire les confrères de semblables gens.

Et il en sera ainsi tant que la France ne possédera point une Ecole de chirurgie dentaire où les jeunes gens pourront acquérir les connaissances indispensables à tout dentiste.

(1) Voir les *Causeries sur les Dents naturelles et artificielles*, pag. 68.

CHAPITRE XXI

CE QUE DOIT ÊTRE UN DENTISTE.

Un bon dentiste doit, s'il n'est pas médecin , posséder tout au moins une certaine somme de connaissances, une certaine instruction scientifique; il doit aussi avoir reçu de la nature quelques qualités essentielles : de l'aptitude pour les arts mécaniques , la délicatesse du tact, beaucoup d'adresse, un certain sentiment artistique, cette sorte de pénétration qui constitue le génie de l'artiste.

Ces connaissances, ces qualités diverses, doivent être étendues et perfectionnées par une étude constante, par une observation sage et attentive.

Le dentiste ainsi doué jugera, au premier coup d'œil, en voyant une denture délabrée, ce qu'il doit faire dans l'intérêt de son client, au triple point de vue de la mastication, de la prononciation, de la physionomie.

Aux qualités intellectuelles le dentiste doit joindre quelques qualités physiques. Son extérieur ne doit rien avoir de disgracieux; en contact surtout avec les dames, il ne lui est point permis d'avoir l'haleine désagréable, et il doit, à cet effet, s'abstenir de tabac, de spiritueux, etc.

Il doit être d'une propreté minutieuse. La propreté est la toilette du médecin, a dit Mme Necker; nous dirons, nous : la propreté doit être la coquetterie du dentiste.

Il est indispensable que le dentiste jouisse d'une vue excellente, afin de bien saisir la nuance des dents à remplacer. Les dents naturelles présentent une variété infinie, à tel point qu'il n'existe pas deux personnes dont les dents ne soient dissemblables pour la forme et la nuance. Il faut donc que l'organe visuel possède une grande délicatesse pour trouver, au milieu de nombreuses dents artificielles (1), celle qui s'harmonise le mieux avec les naturelles.

(1) Nous possédons dans nos casiers plus de 80,000 dents minérales imitant admirablement les dents naturelles, mais dont aucune ne ressemble exactement aux autres quant à la nuance.

CHAPITRE XXII

LES DENTISTES QUI ONT DEUX MAINS GAUCHES.

Depuis quinze ans surtout, il s'est fait des découvertes,
il s'est réalisé des perfectionnements qui ont frappé les
vieux systèmes d'un discrédit complet. Ce n'est donc
point le progrès qui manque, mais un nombre suffisant
de praticiens capables d'en faire profiter le public. La
plupart des dentistes français n'ont point cherché à
suivre le mouvement qui emporte en avant tous les arts,
toutes les sciences; ils sont restés, par suite de leur indifférence, de leur esprit de routine, en dehors du progrès.

Sans doute, l'intelligence ne fait point défaut à nos
confrères parisiens, mais le plus grand nombre, dépour-
vus de toute instruction première, ne recherchent aucun
moyen de s'éclairer; ils vivent isolés, sans relations pro-
fessionnelles, privés par conséquent de tout sentiment
d'émulation (1); ils ne s'ingénient point à sortir de leur

____

(1) On serait vraiment tenté de croire que la plupart d'entre eux ne savent pas lire... Depuis quelques années, six journaux très recommandables, très bien rédigés, ont été fondés
à leur intention. Ces journaux n'ont point trouvé d'abonnés; deux seulement sont restés debout, *l'Art dentaire* et
l'*Abeille*. Chose incompréhensible! sur 800 dentistes exerçant
à Paris, il n'en est pas dix qui soient abonnés à l'un ou
à l'autre de ces journaux. Les dentistes n'ont donc rien à ap-
prendre? Hélas! les caniches seuls savent nager de naissance.

ignorance, la plupart même n'ont pas conscience de leur infériorité, de leur ineptie.

Aussi, ne doivent-ils attribuer qu'à eux seuls la déconsidération qui frappe notre profession. Ils se contentent de gratter les dents, de les arracher, de les plomber comme on pouvait le faire avant le déluge ; leur habileté, comme opérateurs, est restée telle qu'on pourrait écrire sur la porte de leur officine comme sur la porte de l'enfer du Dante :

Lasciate ogni speranza, voi ch'intrate.

Comme les Anglaises, dont parle lord Holland, ils ont deux mains gauches.

La France a été le berceau de l'art dentaire ; les dentistes français en ont eu, jusqu'en ,ces derniers temps, le monopole ; mais, depuis vingt-cinq ans, le progrès s'est fait loin d'eux et sans eux, presque tous sont restés stationnaires.

Quelques dentistes m'ont écrit à propos d'un chapitre *des Causeries*, intitulé LES DENTISTES :

« Toute vérité n'est pas bonne à dire. N'est-il pas maladroit d'indiquer ainsi le côté faible de la profession au public, qui n'est déjà que trop en défiance et qui n'a pour nous qu'une estime médiocre ? »

Sur quelque qualité une estime se fonde,

a dit Molière. Si nous voulons que le public croie à notre habileté et à notre talent, commençons par avoir de l'habileté et du talent.

Vaudrait-il donc mieux flatter nos confrères? Il est plus agréable à coup sûr de manier les compliments que la vérité. La flatterie fait les amis, la vérité engendre les ennemis ; mais le moment serait mal choisi pour prodiguer des éloges aux dentistes français. Ne sont-ils point, à l'heure qu'il est, débordés, primés par les étrangers?

Mes éloges ressembleraient à l'orgue de barbarie qui jouait à la porte de Fualdès pendant qu'on l'assassinait.

Nestor Roqueplan répondait à quelques hommes de lettres qui se plaignaient de ses critiques :

« Vous dites qu'on vous barre le chemin, mais on vous le montre, jeunes ânons.

» Seulement, vous ne suivez pas le chemin ou s'engage le cheval généreux ; vous aimez les ornières, les mares d'eau sale, et, plutôt que de marcher, vous vous arrêtez pour vous vautrer, la mâchoire au soleil, les quatre sabots en l'air. — Hi! han! — Restez-y. »

CHAPITRE XXIII

LE COMMERCE CHEZ LES DENTISTES.

Beaucoup de dentistes se préoccupent fort peu des côtés scientifique et artistique de leur profession ; mais en revanche, ils s'occupent avec beaucoup de zèle de débiter des poudres, des élixirs, des sirops de dentition (sirops à faire pousser les dents !), des hochets de dentition, des liqueurs contre le mal de dents, etc.

Sans doute, les dentifrices sont utiles, indispensables; une poudre dentifrice *appropriée* à la bouche peut guérir les maladies des gencives, prévenir la perte des dents, tout en les rendant et les conservant blanches.

Mais qu'attendre d'une poudre *unique*, banale, vendue indistinctement à tous les clients, jeunes et vieux, sanguins ou lymphatiques, poudre dont vous faites pour tous les cas une panacée universelle, guérissant tout, à l'instar de la moutarde blanche et de la revalescière?

Je répéterai ici ce que j'ai dit dans le *Traité d'hygiène dentaire :* un dentiste qui se respecte et qui veut mériter ce titre de médecin de la bouche, doit hésiter à vendre des poudres et des élixirs; il doit, appréciant l'état des gencives et la qualité des sécrétions buccales, indiquer dans une ordonnance les substances propres à entrer dans la composition d'un dentifrice approprié.

Il m'a toujours semblé pitoyable de voir des hommes exerçant une profession à la fois scientifique et artistique, faire ainsi concurrence au parfumeur et au coiffeur.

Y a-t-il des exceptions à la règle? Je n'en sais rien, mais j'affirme que la plupart des dentistes n'aspirent à une certaine notoriété que pour attacher leur nom à une drogue quelconque et pour l'exploiter plus fructueusement; il en est un qui, nommé chevalier de la Légion d'honneur, s'empresse de coller sa croix au cou de ses flacons d'élixir et de faire sonner bien haut son titre au profit dudit élixir.

Et voilà une des causes pour lesquelles l'art du dentiste ne fait point de progrès; c'est que la plupart des praticiens se préoccupent avant tout de la partie mercantile qu'ils introduisent dans leur profession; ils n'ont en vue que la vente de drogues banales : ce sont avant tout des marchands de poudre, des commerçants en parfumerie, rien de plus, parfois quelque chose de moins.

CHAPITRE XXIV

A QUELLES CONDITIONS UN DENTIER PEUT-IL ÊTRE PARFAIT?

La première condition indispensable à la parfaite exécution d'un dentier, c'est que l'*empreinte* soit très exacte.

Si le *moule* n'est point la reproduction fidèle de la bouche, le dentier ne sera pas d'aplomb, la fatigue ne sera pas répartie sur toutes les gencives, et les quelques points sur lesquels s'exerce la pression seront bien vite endoloris.

Un dentier bien fait doit donc être moulé sur les surfaces gingivales et en embrasser exactement les contours.

Il doit être disposé de manière à ce que les rapports entre les deux mâchoires soient faciles et réguliers, de manière à ce que *toutes* les dents d'une mâchoire rencontrent exactement, lorsqu'on ferme la bouche, toutes les dents de l'autre mâchoire.

Adapté parfaitement aux gencives, un dentier bien fait tiendra facilement sans jamais pouvoir tomber. Loin de fatiguer les dents restantes, il leur servira pour ainsi dire de tuteur.

Si, par suite de la disposition des gencives, le dentiste croit utile de placer des ressorts, il faut que le jeu de chaque ressort soit facile et régulier, il faut qu'ils soient disposés de telle sorte qu'il **y** ait de chaque côté équilibre dans la force de pression, faute de quoi le dentier ne resterait point en place et glisserait sur les gencives.

Le dentier doit être léger et en même temps solide.

Les sécrétions de la bouche **ne** doivent avoir d'action sur aucune de ses parties.

Un dentiste un peu expérimenté obtiendra ce résultat à l'aide de la vulcanite. La vulcanite répond à tous les besoins, se prête à toutes les exigences.

Un dentier, pour être irréprochable, exige la réunion de nombreuses qualités. Il doit être combiné par un expert-artiste, puis exécuté par une main exercée. Il faut donc que le dentiste voue à son travail un soin religieux, une sollicitude extrême.

Un praticien ne peut, sans faillir à son art et à la confiance du client, abandonner — cela arrive trop souvent — aux soins d'un ouvrier l'exécution d'un appareil aussi délicat, aussi compliqué que l'est un dentier complet.

Lui seul peut en combiner les proportions et en dessiner les contours.

Lui seul peut calculer les changements que subiront bientôt les lèvres et les parties musculaires de la face sous l'influence du nouvel appareil.

Lui seul peut étudier, d'après l'ensemble du visage, d'après la forme des lèvres et leurs contractions dans le parler ou le rire, la disposition à donner aux dents, leur longueur et leur forme.

CHAPITRE XXV

COMMENT LA BOUCHE DOIT ÊTRE COMPRISE (1).

SES CARACTÈRES PHYSIOGNOMONIQUES.

Chaque nation, comme chaque race d'hommes, a son type ou son caractère particulier, et ce type réside principalement dans la bouche, la partie la plus importante et la plus expressive de la physionomie.

Lavater était parvenu à pouvoir indiquer, à la seule inspection de la bouche, à quelle nationalité appartenaient les personnes qu'on lui présentait.

Il avait étudié à ce point la bouche de ses compatriotes, qu'il distinguait au premier coup d'œil les Suisses des différents cantons.

Winckelmann dit avec raison, dans son *Histoire de l'Art* :

« En considérant la configuration de l'homme, notre œil nous persuade que, dans la figure, on peut toujours reconnaître le caractère national, comme on peut toujours y voir les manifestations de l'âme.

(1) Le dentiste, au moyen du dentier, peut modifier à son gré la forme, l'expression, l'harmonie du visage, en adoucir les contours, en dénaturer le type. Quelques aphorismes physiognomoniques, empruntés en grande partie à *la Bouche humaine,* pourront à cet égard éclairer le lecteur.

» En effet, de même que la nature a séparé les grandes contrées et provinces, de même elle a su, dans sa variété, distinguer les habitants de ces pays par des traits particuliers.

» La forme du visage diffère autant que les langues et même que les dialectes.

» La diversité du langage provient principalement de la diversité des instruments de la parole. »

Il n'est point besoin d'une longue observation pour reconnaître entre elles les bouches des différentes races. Par exemple, le physiognomoniste le moins habile distinguera de suite un Anglais à ses dents et à sa manière de rire, etc.

Je ne saurais trop le répéter : la forme d'un dentier ne peut être laissée au hasard, et le dentiste qui veut donner de l'accent, de la vie à son travail, examinera l'importance des dents au point de vue physiognomonique.

Michel-Ange, Raphaël, le Titien, Léonard de Vinci avaient fait une étude approfondie de l'organisation buccale, ainsi que leurs chefs-d'œuvre l'attestent.

La forme que donne l'artiste aux créations de son pinceau, le dentiste a l'avantage de la réaliser sur des êtres vivants ; il peut en suivre les effets dans les manifestations de la pensée.

La bouche n'est-elle pas le siége des passions et des appétits ? n'est-elle pas le miroir de l'âme et la révélation du cœur ?

J'engage donc mes confrères à bien se rendre compte de l'importance de la physiognomonie buccale, à en bien étudier tous les détails; ils ne seront artistes qu'après être parvenus à bien saisir, à bien comprendre ce qu'est la bouche :

La bouche, qui sert si admirablement à la manifestation de la pensée;

La bouche qui, dans la jeunesse, module si tendrement les accents du cœur;

La bouche qui, dans l'âge viril, fait entendre les mots sublimes de patrie, de liberté;

La bouche, qui proclame les bienfaits du Tout-Puissant et chante sa gloire;

La bouche, qui a des sons mille fois plus variés, plus harmonieux que les instruments les plus perfectionnés;

La bouche, trône du sourire et des grandes douleurs ;

La bouche, qui est pour la jeune fille ce qu'est pour le rosier la rose qui vient de s'épanouir ;

La bouche, enfin, résumé de la beauté humaine, tantôt mystérieuse comme le sphinx, tantôt expansive comme les urnes inépuisables des naïades de la fable ;

La bouche, où se révèlent les tempéraments et les passions !

Lavater dit, en parlant de la bouche :

« Cette partie de notre corps est si sacrée pour moi qu'à peine j'ose en traiter.

» Quel objet d'admiration ! quel miracle sublime parmi tant de miracles qui composent mon être !

» Non-seulement ma bouche respire le souffle de la vie et s'acquitte des fonctions que j'ai en commun avec la brute, elle sert encore à former le langage ; elle parle ; elle parlerait même en ne s'ouvrant jamais.

» Ah ! si l'homme connaissait et sentait la dignité de

sa bouche, il ne proférerait que des paroles divines, et ses paroles sanctifieraient ses actions.

» Je conjure nos peintres et tous les artistes qui sont chargés de figurer l'homme, d'étudier le plus précieux de ses organes, dans toutes ses nuances, dans toutes ses proportions et dans toute son harmonie. »

Le peintre de Louis XIV, Lebrun, avait dit avant Lavater :

« La bouche est la partie qui, de tout le visage, marque le plus particulièrement les mouvements du cœur. »

Ce grand artiste nous a laissé un petit traité de physiognomonie buccale, qui est encore consulté avec fruit. Il démontre que l'ouverture buccale, les lèvres grosses ou minces, la forme et l'état de conservation des dents, révèlent les passions, le tempérament, les vertus et les vices des individus soumis à une habile inspection.

CHAPITRE XXVI

CONSIDÉRATIONS

SUR LA FORME ET LA NUANCE A DONNER AUX DENTS ARTIFICIELLES.

Il ne suffit pas qu'un dentier s'adapte parfaitement aux gencives, ni même que son usage fonctionnel soit satisfaisant, le client a le droit d'exiger aussi que le dentier soit parfait sous le rapport de la forme.

Donner aux dents artificielles une apparence naturelle, les harmoniser avec l'ensemble de la figure, tel devrait être le but du dentiste, et cependant tous s'acharnent à disposer leurs dents avec une régularité choquante ; on croirait que tous les fondent dans un même moule..... C'est lourd et disgracieux : c'est faux, et l'artifice se décèle au premier coup d'œil.

Les dents artificielles doivent être parfaitement dessinées, bien distinctes et détachées de leurs voisines ; chacune doit avoir la forme qui lui est propre, c'est-à-dire que les grandes incisives ne ressembleront en rien aux petites incisives ou aux canines, et *vice versa*.

C'est surtout aux dents artificielles qu'on devrait appliquer ce vers de Boileau :

Un beau désordre est un effet de l'art.

Malheureusement, beaucoup' de dentistes confient le soin de leurs dentiers à des ouvriers mécaniciens qui ne voient point la bouche. Cela est vrai surtout pour un certain nombre de praticiens, qui exercent en province et qui se contentent d'envoyer à un ouvrier parisien l'empreinte du vide à combler.

Celui-ci ignore le plus souvent s'il travaille pour un gendarme ou pour une jeune fille, et il donne à toutes ses mâchoires la même façon, le même aspect, le même type.

Beaucoup de dentistes apportent une certaine négligence dans le choix de la nuance des dents, et cependant ce choix est d'une grande importance. En effet, une dent artificielle, dont la couleur ne s'accorde pas avec celle des dents restantes, appelle l'attention ; elle fait tache au milieu des autres, et elle est bien vite reconnue.

On la reconnaîtra facilement aussi si le moindre intervalle existe entre la dent et la gencive. Les dents artificielles doivent être ajustées avec une grande précision ; elles doivent paraître sortir de la gencive.

L'artiste parisien a toujours été remarqué pour la délicatesse de son travail et la sûreté de son goût. Le dentiste, il le faut bien avouer, fait exception à la règle générale. Il ne s'attache point à donner à son œuvre un cachet artistique, une apparence naturelle ; il ne s'attache point à harmoniser les nuances, à coordonner les dents, à en disposer, à en varier les formes, de manière à tromper l'œil le plus scrutateur.

CHAPITRE XXVII

LES DENTS AU POINT DE VUE PHYSIOGNOMONIQUE.

« Les dents, dit le docteur Fournier, sont le plus bel ornement de la figure humaine : leur régularité, leur blancheur, constituent cet ornement. La bouche excède-t-elle les proportions de son dessin ordinaire, de belles dents dissimulent cette erreur de conformation, et souvent même le prestige qui résulte d'une denture parfaite est tel, qu'il nous semble que cette bouche ne serait pas bien si elle était plus petite (1). »

Cela est si vrai, qu'une belle dentition se fait remarquer même chez les hommes ; elle adoucit leurs traits, beaucoup plus rudes que ceux de la femme, et répand sur leur figure une douce amabilité.

Si les dents étaient mieux étudiées, dit le professeur Piorry, elles fourniraient toujours aux médecins les indications les plus précieuses.

Galien affirme que, dans l'état de santé et de maladie, les dents offrent des signes qui permettent d'étudier à coup sûr la constitution des individus : l'expérience des praticiens a démontré depuis, que l'état de la bouche peut être regardé comme un pronostic infaillible.

(1) *Dictionnaire des Sciences médicales*, tome VIII.

Nous lisons dans les *Problèmes* d'Aristote :

« Les dents peuvent servir au pronostic de la vie, du caractère, des tempéraments, des qualités, des défauts, des vertus et des vices des personnes avec lesquelles nous nous trouvons en relation et que nous voulons reconnaître. »

Zopire nous a laissé des appréciations remarquables sur la forme des dents d'Aspasie, de Laïs et de Phryné.

« Les dents fortes et courtes sont, dit Scott, un signe presque certain de longévité. »

Les dents courtes et épaisses, serrées les unes contre les autres, sont l'indice d'une grande force physique. Porta remarque, dans son *Traité de Physiognomonie*, que les lutteurs, les *hercules*, ont tous ce type très prononcé.

Les dents petites et rentrantes dénotent de la finesse sans méchanceté, mais pourtant un caractère difficile et vindicatif.

Les dents claires indiquent lâcheté, faiblesse ; vous remarquerez ce type chez le mouton.

De longues dents sont un indice certain de faiblesse et de timidité.

Les dents très saillantes, et qui semblent reposer sur la lèvre inférieure, annoncent peu d'énergie, peu d'esprit, mais un caractère caustique et toujours disposé à mordre.

D'après Thasès, des canines épaisses et saillant en dehors de la bouche, dénotent spécialement la gloutonnerie.

Des dents courtes et usées avant l'âge révêlent un tempérament nerveux.

Les joueurs ont les dents jaunâtres et usées par un grincement continuel, occasionné par les chances de gain ou de perte.

« Telles sont les dents, telles sont les passions, » dit Lavater.

« L'arrangement des dents, dit Herder, est un des signes les plus expressifs de la figure humaine. »

« Rien de plus certain, de plus frappant, dit Winckelmann, rien de plus visible à chaque instant que la signification caractéristique des dents, soit qu'on les considère pour elles-mêmes, soit qu'on envisage la manière dont elles se présentent. »

Il m'a paru utile, au moyen de ces quelques indications, d'appeler l'attention sur un point de vue complétement négligé jusqu'ici. Chacun fera facilement, à propos des dents artificielles, l'application de ces axiomes physiognomoniques.

Si je voulais citer les appréciations, les préceptes, les axiomes des poëtes, des physiologistes, des physiognomonistes, des médecins, sur les signes révélateurs des dents, je pourrais glaner à pleines mains chez les anciens comme chez les modernes ; les grands hommes ont tous écrit sur les rapports plus ou moins directs qui existent entre les passions du cœur, les tendances, les aptitudes

de l'esprit et la forme aussi bien que l'état de conformation des dents ; mais la physiognomonie fait depuis longtemps partie du grand domaine scientifique, toute autre
démonstration devient inutile.

CHAPITRE XXVIII

LA FORME ET LA DIRECTION DES LÈVRES.— AXIOMES.

Les anatomistes désignent sous le nom de *lèvres* les deux voiles mobiles et sensibles qui forment la partie antérieure de la bouche et en circonscrivent l'ouverture.

Leur direction est verticale comme celle des dents contre lesquelles elles sont appliquées comme deux petits remparts, pour les préserver des atteintes extérieures. « Cette direction des lèvres, dit Cuvier, est propre à la race humaine, et surtout à la race européenne ou caucasique. »

« Des lèvres déjetées en avant, dit le même savant, déjetées comme chez les animaux et non placées sur un plan vertical, donnent à la physionomie un caractère de bassesse. On mesure la hauteur des lèvres à celle des grandes incisives qu'elles recouvrent. »

Toute disproportion entre la lèvre supérieure et la lèvre inférieure est un indice de méchanceté ou d'étourderie.

Une lèvre inférieure pendante, indique à la fois paresse et lâcheté : les chevaux, les bœufs, généralement les animaux qui commencent à vieillir, ont la lèvre inférieure pendante :

« Le caractère, dit le docteur Descuret, est en général d'une trempe analogue aux lèvres.

» Les lèvres grosses et bien proportionnées indiquent de la bonté, de la franchise ;

» Charnues, elles indiquent un penchant prononcé à la sensualité et à la paresse ;

» Rognées, elles inclinent à l'avarice.

» Une lèvre supérieure qui déboule un peu est la marque d'une bonté affectueuse.

» L'avancement de la lèvre inférieure correspond plutôt à une froide bonhomie.

» Une lèvre inférieure qui se creuse au milieu, décèle un esprit plein d'enjouement et de douce malice.

» Une bouche doucement fermée et dont le dessin est correct, indique un esprit ferme, réfléchi et sérieux.

» Une bouche toujours béante est le signe de la sottise.

» Toutes les fois qu'à l'ouverture de la bouche les gencives supérieures apparaissent en plein, comme chez les Anglais, on peut, à coup sûr, diagnostiquer beaucoup de flegme et de froideur dans le caractère. »

Les lèvres sont moulées, dessinées sur les dents.

Dans une bouche sans dents, les lèvres perdent complétement leur forme, elles deviennent ridées, parcheminées, ratatinées.

Les dents artificielles font, à volonté, la lèvre saillante ou rentrante, arrondie ou anguleuse, courte ou allongée.

CHAPITRE XXIX

LES DENTS, LES LÈVRES, LE PARLER ET LE RIRE.

Le rire et le sourire sont déterminés par certaines contractions musculaires des lèvres, ils appartiennent exclusivement à l'espèce humaine ; l'homme seul rit, le singe fait la grimace, l'expression dépend pour beaucoup de la forme des lèvres.

« Les dents font les lèvres, dit Pernetty, les lèvres font le sourire. »

« Ah ! s'écriait avec enthousiasme le savant Huart, que n'ai-je des dessinateurs assez habiles pour épier et pour rendre exactement les contours de la bouche au moment où elle rit !... Un traité complet du rire serait un manuel des plus intéressants pour la connaissance de l'homme. »

Puis il ajoute :

« QUI RIT BIEN EST BON. »

« Le rire de l'homme et sa démarche, dit Salomon dans l'*Ecclésiaste*, font connaître ce qu'il est. »

« Toute femme, dit Winckelmann, qui sourit sans sujet avec une lèvre de travers, est exposée à des atteintes de folie. »

« Quelques personnes, dit Lavater, ont les dents et les lèvres si singulièrement conformées, qu'elles ont l'air de rire quand elles pleurent ; il y en a d'autres qui ne peuvent animer les traits de leur visage sans offrir l'aspect repoussant d'une lèvre supérieure effacée, et d'une rangée de vilaines dents entièrement découvertes, trop rentrées ou trop saillantes..... »

« Avec sa seule voix, dit Bernardin de Saint-Pierre, l'homme imite les sifflements, les cris, les chants de tous les animaux ; tantôt il rend l'air sensible, il le fait soupirer dans les chalumeaux, gémir dans les flûtes, menacer dans les trompettes, et animer, au gré de ses passions, le bronze, le buis, les roseaux. »

L'homme qui a perdu ses dents se trouve dans l'impossibilité absolue d'imiter le sifflement, le chant et le cri des animaux.

Combien de pauvres musiciens ainsi contraints d'abandonner leur instrument ?

» Les dents, remarque Cicéron, sont à la voix ce que les cordes sont à la lyre. »

En effet, la sonorité de la voix est produite par l'air qui, s'échappant du poumon, vient, après avoir traversé le larynx, frapper l'arcade dentaire et y déterminer des vibrations.

» C'est surtout la disposition des dents, dit Zimmermann, qui donne à chaque voix son caractère particulier. Toute modification dans la forme de la denture et le nombre des dents détermine à l'instant un changement remarquable dans la prononciation. »

Saint Jérôme raconte qu'il s'était fait limer deux dents irrégulières pour mieux prononcer l'hébreu. Si ces deux dents lui avaient manqué, nous sommes autorisé à croire qu'il les aurait fait remplacer.

CHAPITRE XXX

LE DENTIER CHEZ LE VIEILLARD.

COMMENT LE DENTIER DOIT-IL MODIFIER LA FORME DES
LÈVRES ET DES JOUES, L'ASPECT DU NEZ ET DU MENTON ?

Nous avons examiné comment les lèvres et les joues,
comment le nez et le menton se trouvent déformés par
suite de la perte des dents et de leurs racines, et de
l'affaissement qui s'ensuit dans les os maxillaires.

Le dentiste peut, au moyen d'un râtelier, reconstituer
la charpente osseuse de la face et rendre à la figure son
type primitif.

Il peut changer de la façon la plus étonnante la forme
et la longueur des lèvres, et, par là, modifier l'aspect
du nez et du menton, l'expression du visage. Mais comment réussira-t-il s'il n'a point fait de la bouche, au
point de vue physiognomonique, une étude spéciale,
attentive, une étude raisonnée, comparative ?

Il peut de même, au moyen du râtelier qu'il place dans
une bouche, dénaturer une physionomie, il peut trans-
former en caricature le visage le plus honnête : si la
courbe de l'appareil est défectueuse, si les proportions
en sont mal combinées, si les dents sont mal dessinées,

mal implantées sur leur base, si elles présentent une inclinaison anormale, une direction vicieuse; si elles font saillir et boursouffler les joues d'un seul côté, si les lèvres sont trop tendues et projetées en avant, la figure peut même prendre alors une expression de moquerie et de méchanceté, une expression grimacière, hargneuse, grotesque, voire même bestiale.

L'homme a la prétention d'être fait à l'image de Dieu, mais il est probable que Dieu ne se reconnaîtrait pas volontiers dans une figure ainsi accommodée.

Porta prenait un portrait d'homme et obtenait à volonté la figure de tel ou tel animal, en modifiant les parties buccales.

Hogarth, l'immortel caricaturiste anglais, atteignait les effets les plus drôlatiques en imprimant telle ou telle contraction aux muscles de la bouche, et il a créé de la sorte, en caricaturant les principaux personnages anglais, une impérissable collection de types grotesques.

Daumier, lui aussi, a compris que la bouche est la partie la plus mobile, la plus expressive de la face; il en a fait une étude approfondie, et il obtient ses jeux de physionomie, ses effets les plus comiques à l'aide des modifications qu'il fait subir à la forme des mâchoires.

Est-il beaucoup de visages qui retrouvent avec un dentier leur forme première?

Combien sont, au contraire, plus maltraités, et dont les traits restent altérés?

Comment en serait-il autrement? Il n'y a point là, pour le dentiste, de règle fixe. Ayant un vide à remplir, vide parfois très considérable (1), il le comble à sa fantaisie, Le client peut-il contrôler? Il voit, il sent que le travail est mal combiné, que l'aspect en est disgracieux; il a conscience que l'art pourrait être, d'une façon plus heureuse, le rival de la nature; il comprend que sa figure n'a pas retrouvé son caractère d'autrefois. Mais comment faire passer sa conviction dans l'esprit du dentiste? comment lui dépeindre une forme qui n'est plus qu'à l'état de souvenir? et, d'ailleurs, il ignore jusqu'où vont les ressources de l'art; il craint de se montrer ridiculement exigeant, et puis il est si gêné peut-être par la présence de ce corps étranger qui lui ferme la bouche..... Il préfère se résigner et s'en rapporter à l'homme de l'art.

Je voudrais une voix plus autorisée que la mienne pour dire à mes confrères : il y a dans notre profession un côté artistique très sérieux. Cultivez-le, prenez-vous pour l'art, ce noble élément, pour l'art qui est le beau d'une passion généreuse.

Puissent les quelques considérations que je présente, les quelques principes physiognomoniques indiqués plus haut, faire comprendre qu'un dentier ne doit pas être confectionné au hasard.

---

(1) Il est des mâchoires artificielles dont les dents antérieures superposées offrent une hauteur de 7 centimètres. Ceci s'explique en tenant compte de l'affaissement produit dans le corps des maxillaires par l'absence des racines. La hauteur normale d'une mâchoire inférieure qui contient ses dents est de cinq centimètres. Lorsque les dents sont enlevées, cette même mâchoire s'affaisse au point de représenter moins de deux centimètres.

CHAPITRE XXXI

LES DENTS AU POINT DE VUE DE LA SANTÉ.

La santé ou la maladie est due à la perfection ou à l'imperfection avec laquelle s'exécutent les diverses fonctions dont l'ensemble constitue la vie ; la digestion est l'une de ces fonctions et l'une des plus importantes ; or, la digestion est subordonnée à la mastication (1). L'estomac réclame impérieusement une lacération et une trituration parfaite des aliments ; si la mastication est insuffisante, le travail de chymification ne s'accomplit pas ou s'accomplit mal, et les produits que livre alors l'estomac à l'organisme ne sauraient réparer ses pertes.

M. Oudet, qui fait autorité dans notre art, a déclaré avoir constaté un très grand nombre d'affections stomacales et intestinales, contre lesquelles les ressources de la médecine étaient restées impuissantes, et les avoir vues sensiblement décroître et même disparaître, par suite de l'application d'un dentier qui permettait aux malades de mâcher convenablement. La plupart des gastralgies et des dyspepsies, les dégénérescences de l'estomac, l'horrible cancer, dont les victimes sont de jour en jour plus nombreuses, n'ont souvent d'autres causes qu'une mastication défectueuse.

(1) Tomes, trad. de l'*Art dentaire.*

Que de fois ne m'est-il pas arrivé de fournir des dentiers à des personnes qu'une mastication défectueuse et imparfaite avait tellement étiolées et amaigries, *qu'on aurait presque compté leurs dents restantes à travers leurs joues?*

Deux mois après, elles paraissaient avoir dix ans de moins ; et avaient recouvré en partie l'embonpoint qu'elles possédaient avant la perte de leurs dents.

Il est irréfutable que si une mastication imparfaite n'amène dès le principe que des perturbations presque insensibles dans les fonctions digestives, peu d'années s'écouleront avant que l'appétit se déprave, que la digestion devienne capricieuse, et que les souffrances gastralgiques apparaissent.

A chaque dent est dévolu un rôle spécial; essayer de faire tenir aux dents qui restent l'emploi que tenaient les absentes, c'est les vouer fatalement à une destruction précoce, c'est condamner à l'état morbide ses fonctions digestives.

Il ne faut pas attendre que les dents apparentes disparaissent pour avoir recours à la prothèse; lorsque les molaires partent, il faut les faire remplacer.

Ne point faire remplacer ses molaires lorsqu'elles sont tombées, c'est amasser de la mauvaise santé pour ses vieux jours.

— Mais il me manque plusieurs molaires, et je digère bien, entendons-nous dire chaque jour. — Non, vous ne digérez pas; il n'y a là qu'un mensonge d'estomac. Or, négligez l'estomac, il prendra bientôt de cruelles revanches.

CHAPITRE XXXII

LES DENTS AU POINT DE VUE DE LA BEAUTÉ.

Le côté de la question qui intéresse la femme autant peut-être que celui de la santé, c'est le côté plastique.

D'ailleurs, la femme se porte bien, a-t-on dit, tant qu'elle est belle.

Mais peut-elle être belle lorsque les dents lui manquent? L'absence des dents ne déforme-t-elle pas le visage?

La femme sait qu'il n'est pas de bijou qui vaille une boucle de ses cheveux, pas de diamant qui vaille une de ses dents.

Deux femmes sont en présence : l'une d'une beauté correcte, pure, quasi-idéale ; l'autre d'une beauté ordinaire. — De quel côté ira la sympathie, sur quel visage notre regard se reposera-t-il avec plus de plaisir, si la bouche de la première est crénelée comme une tour féodale, si la bouche de la seconde est agrémentée et éclairée de jolies dents entre deux lèvres roses?

Le premier trait d'esprit de la femme, c'est sa figure; son argument le plus victorieux, c'est son sourire.

Hélas! combien de jeunes filles qui ont l'âge de la Junie de Racine, de la Virginie de Bernardin de Saint-

Pierre, de Cymodocée, d'Ophélie, et qui n'osent plus sourire !

Une femme qui a de vilaines dents ne rit que des yeux.

Les femmes rient à tout propos pour montrer leurs dents, — dit le moraliste morose. — Tant mieux, répond Arsène Houssaye, — quand les dents sont belles, le rire a raison.

On dit que le sourire fréquent chez la femme dénote un vide dans l'esprit : cela est faux ; mais, ce qui est vrai, c'est que l'absence du sourire est l'indice d'un vide dans la bouche.

Une femme qui a de jolies dents ne dit rien qu'on n'écoute avec plaisir. *On l'écoute des yeux.*

On s'étonnait un jour de l'attachement du poëte orateur Shéridan pour miss S..., une des plus belles, mais des plus sottes personnes de la Grande-Bretagne.

« Je ne l'écoute jamais, dit Shéridan, mais je la regarde parler. »

La négligence des soins de la bouche est impardonnable chez tous, mais surtout chez la femme, car si les dents ont été données aux animaux pour mordre, à l'homme pour mâcher, elles ont été données à la femme pour être belle.

Quelle désillusion lorsqu'une femme ouvre la bouche, et qu'au lieu de l'écrin charmant que l'œil s'attend à voir entr'ouvert, il ne rencontre que d'affreux vides ou des dents irrégulières, trop longues, cariées, noirâtres !

Une mauvaise denture fait soupçonner la fétidité de l'haleine, et presque toujours ce soupçon est justifié.

C'est bien à tort que J.-J. Rousseau prétend que l'odorat est le sens de l'imagination. Quelque agrément qu'on puisse trouver dans la conversation d'une femme d'esprit, si sa bouche n'est pas saine, — on aimera à causer avec elle, mais... à distance.

Ce n'est point tant la première ride que la chute des premières dents qui sonne pour la femme la retraite de la jeunesse.

Quand on a été belle, — disait la marquise de Créqui, — on a bien du mal à s'avouer du jour au lendemain qu'on a cessé de l'être. J'ai été assez heureuse, ajoutait-elle, pour compter plus de cinquante ans sans m'apercevoir des ravages du temps. J'avais le goût des ajustements coquets, et lorsque ma femme de chambre me demandait quelle robe je voulais mettre : « Ma robe couleur de rose et mes rubans vert-gai, répondais-je ; je les ai mis hier, pourquoi ne les porterais-je pas aujourd'hui ? » Ce n'est que lorsque mes premières dents sont tombées que j'ai dit adieu à ma chère robe rose, à mes chers rubans vert-gai.

La barbe et les moustaches permettent à l'homme de dissimuler les ravages produits dans la face par la perte des dents : la barbe sert à masquer les cavités des joues, les moustaches l'étirement des lèvres et la déformation de la bouche ; il nous paraît même que certains hommes abusent de cet ornement de sapeur, de ce voile naturel, et tenez pour certain que derrière des moustaches trop longues se cachent très généralement une bouche négligée, une denture fort délabrée.

La délicatesse de la beauté de la femme triple et quadruple les défectuosités qui résultent dans son visage de l'absence des dents, et la femme ne peut avoir toujours à la main l'éventail qui lui rendrait le service que les moustaches rendent à l'homme.

POST-FACE.

Dans toutes les professions, ce n'est qu'après une longue suite d'épreuves et de tâtonnements qu'on peut acquérir une certaine habileté. *Fit fabricando faber* (C'est en forgeant qu'on devient forgeron).

Decamps disait avoir gâché douze cents toiles avant de faire un tableau passable.....

Dans les arts, dans l'industrie, on apprend l'expérience à ses dépens; mais le médecin et le dentiste l'apprennent aux dépens de leurs clients. Un médecin habile, sage et expérimenté entre tous, M. Trousseau, s'accusait (*Gazette des Hôpitaux* du 24 novembre 1862) d'avoir, par un traitement intempestif, contribué (jadis) à la mort de plusieurs malades.

Je m'accuse aussi d'avoir failli..... (jadis). Mais après avoir remplacé plus de deux cent mille dents, je serais inexcusable de faillir maintenant.

Je veux réconcilier avec notre art tous ceux qui compromettent leur santé en renonçant aux dents artificielles, pour avoir déjà subi la torture d'un râtelier défectueux! Qu'ils fassent faire, par un artiste habile, un dentier en vulcanite, et, à l'exemple du Dr Lalande, ils ne regretteront qu'une chose, ce sera de s'être privés longtemps d'un instrument indispensable qui, lorsque l'habitude en est prise, ne laisse rien à désirer sous aucun rapport.

Que mes confrères s'unissent à moi, qu'ils marchent dans la voie que je me suis tracée, qu'ils garantissent leurs opérations, qu'ils les rendent accessibles à toutes les bourses, se souvenant de la maxime de Socrate : « Être utile à l'humanité, c'est approcher des dieux, » et bientôt il ne se trouvera plus une seule bouche rebelle à notre appel, et en même temps que disparaîtra une des causes de la dégénérescence de l'espèce humaine, le dentiste et la profession qu'il exerce seront réhabilités.

TABLE DES MATIÈRES.

PARIS. — IMPRIMERIE DE DUBUISSON ET Cᵉ, 5, RUE COQ-HÉRON.

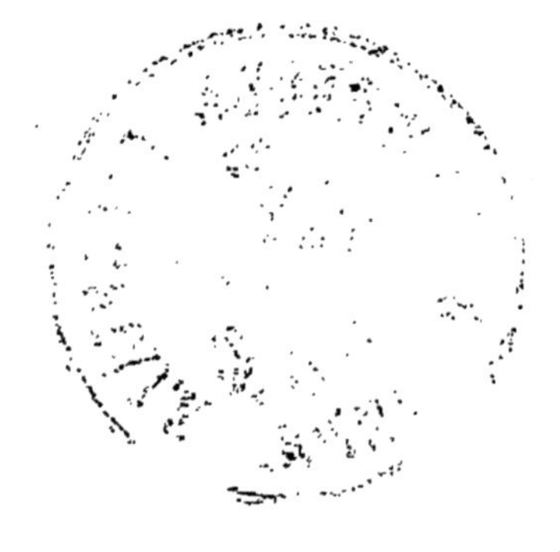

9 782014 080728